AF397348

MÉMOIRES

SUR LA MÉTHODE

D'EXTRAIRE LA PIERRE.

MÉMOIRES

SUR LA MÉTHODE

D'EXTRAIRE LA PIERRE

DE LA VESSIE URINAIRE

PAR LA VOIE DE L'INTESTIN RECTUM,

D'André VACCA-BERLINGIERI,

Professeur de Clinique chirurgicale dans l'Université
I. et R. de Pise, Chevalier de l'Ordre du Mérite
sous le titre de St.-Joseph, et Membre de plusieurs
Académies célèbres de l'Europe.

TRADUITS DE L'ITALIEN

Par J.-C. MORIN, D. C. P.,

Ex-Chirurgien de l'hôpital dé Genève, Membre de la
Société médico-chirurgicale, de celle de chirurgie,
et de celle pour l'avancement des arts de cette ville,
associé-correspondant de l'Académie des Géorgophiles
de Florence.

GENÈVE,

J. PASCHOUD, IMPRIMEUR-LIBRAIRE.

PARIS,

Même maison de commerce, rue de Seine, n.° 48.
1823.

AVIS.

Lorsqu'un ouvrage chirurgical a pour but de substituer un procédé opératoire simple, presque exempt d'inconvéniens, à des méthodes toutes plus ou moins dangereuses, d'une exécution plus ou moins difficile, il rend un service important à l'humanité, et aux praticiens qui aiment à être véritablement utiles.

La pierre dans la vessie est une des maladies les plus cruelles qui affligent l'homme; elle ne conduit à une mort inévitable qu'au milieu de souffrances, qui ne peuvent être bien appréciées que par ceux qui les ont éprouvées, et qui inspirent le désir de voir terminer une existence que l'espérance ne peut faire supporter. Des opérations difficiles, longues, douloureuses, et souvent mortelles, ont été imaginées et pratiquées sur presque tous les malheureux atteints de cette terrible infirmité; il en est peu qui, connoissant la nature de leur mal et la possibilité de s'y soustraire, se refusent à une opération, quelque effrayante qu'elle puisse être.

Parmi les opérations chirurgicales, il en est peu qui aient autant varié que la

taille. Il falloit atteindre un viscère dé-
licat, sensible, le plus souvent profondément malade, éloigné de la surface du
corps, environné de toutes parts de vaisseaux, de nerfs, et d'autres organes qui
doivent être ménagés ; il falloit porter
dans sa cavité des instrumens capables
de saisir, arracher, briser même, un
corps souvent volumineux et très-dur,
les faire passer avec lui sur des surfaces
vives et saignantes, malgré les fréquentes inégalités qu'il présentoit à sa
superficie. Aussi après être arrivé à une
méthode qui paroissoit, non pas la plus
parfaite, mais la moins défectueuse, on
y restoit attaché, malgré les nombreux
accidens qui la suivoient, malgré son
insuffisance dans un grand nombre de
cas, lorsqu'enfin le docteur Sanson est
venu indiquer une route plus courte et
plus sûre pour arriver à la vessie.

Le professeur Vaccà a repris la méthode du docteur Sanson, l'a modifiée
dans sa partie principale, et adopte maintenant une opération, plus simple que
celles que nous connoissions, puisqu'elle
nous conduit au but par la route la plus
courte, et préférable à toutes les autres,
parce qu'elle est exempte de presque
tous les inconvéniens qui les accompa-

gnent, parce qu'avec elle on évite les accidens qui les suivent, enfin parce qu'elle présente un passage plus spacieux aux calculs d'un gros volume.

La méthode est soutenue, non-seulement par de solides raisonnemens, une discussion rigoureuse débarrassée de partialité et de vaines chicanes, mais encore par une expérience comparativement heureuse.

Dans son premier mémoire, l'auteur fait connoître la méthode et son procédé opératoire, il le met en parallèle avec tous ceux connus, pesant avec soin les avantages et les vices qui y sont attachés; ce n'est qu'après avoir acquis une entière conviction qu'il entreprend de la communiquer aux autres. La seconde partie de ce premier travail est consacrée à la relation de ses premières opérations; opérations qu'il a pratiquées sous les yeux de ses collègues et des nombreux élèves d'une école célèbre.

Dans son second mémoire, le professeur répond aux objections qui lui ont été faites par l'illustre Scarpa et par le professeur Geri, il raisonne aveo la force que donne la connoissance approfondie de son sujet, et renverse toutes les difficultés qui lui sont présentées. Il accompagne ses argumens d'une nouvelle masse de faits, qui cette fois ne lui sont pas tous propres, il en rapporte plusieurs qui lui ont été communiqués par les praticiens habiles qui ont employé son procédé opératoire.

Un semblable ouvrage ne devoit pas rester la propriété exclusive d'une seule nation ; c'est pourquoi j'ai cru entreprendre un travail utile en le faisant passer dans notre langue. Je n'ai point été arrêté lorsque j'ai su qu'il existoit déjà une traduction du premier mémoire, parce qu'elle est jointe à un autre travail, et surtout parce que ceux qui ont pu la comparer à l'original, y ont trouvé des erreurs assez graves pour en défigurer le sens. Cette nouvelle traduction présentera l'ensemble de ce qu'a fait le professeur Vaccà sur ce sujet, et ne méritera pas, je l'espère, le même reproche. Dans la crainte de dénaturer les idées de l'auteur, je les ai rendues presque littéralement : aussi je me flatte que ce motif me fera pardonner les tournures étrangères qui ont dû nécessairement y rester. Si elle contribue à faire adopter en France une méthode que je crois préférable aux autres, j'aurai atteint mon but en étant de quelque utilité.

PREMIER MÉMOIRE.

Tous les hommes, sans exception, sont exposés à errer dans leurs jugemens, lorsqu'ils ont pour objets l'importance de leurs propres découvertes ou le mérite de leurs travaux. L'amour-propre jette sur les yeux de tous les auteurs un bandeau, qui obscurcit la vue même d'hommes déjà célèbres par de beaux ouvrages : les exemples d'écrivains, qui, après des productions d'un grand mérite, en ont publié de bien foibles, et qui préfèrent celles-ci aux autres, ne manquent sûrement pas.

C'est pourquoi, loin de cette célébrité, qui, si elle ne garantit pas de l'erreur, donne au moins l'espérance de n'y pas tomber lourdement, j'ai toujours soumis au public, avec une pénible hésitation, ceux de mes ouvrages qui contenoient des idées neuves, avoient pour objet de combattre des doc-

trines généralement reçues, ou des maximes
nouvelles soutenues par des auteurs renommés.
Mais je n'éprouve point cette fatigante incertitude en publiant un écrit par lequel je ne
recherche point de renommée, et vise seulement à l'utilité publique, dans lequel je ne
rapporte point une découverte qui me soit
propre, mais où j'essaye d'affermir celle d'un
autre. Quoique je puisse me flatter de réussir
mieux que M. Sanson lui-même, à engager
les chirurgiens à essayer sa nouvelle méthode
(parce que les observations persuadent mieux
que les raisonnemens), je sais bien qu'il n'en
peut résulter aucune gloire pour moi. En effet,
quelle gloire puis-je attendre en confirmant
par l'observation ce qu'un autre avoit prouvé,
avec une très-grande sagacité, par le raisonnement? Quel lustre peut-il résulter pour mon
nom en modifiant une méthode : la pratique
et le raisonnement pouvoient facilement sug-
gérer au plus médiocre génie ces modifications
véritablement utiles.

Mais si cet écrit ne peut illustrer mon nom,
il prouvera au moins que je ne sers ni l'au-
torité ni l'habitude, divinités si chères aux
hommes, à qui tous sacrifient ; il prouvera
que les succès ne m'enivrent point, que j'é-

coute seulement la raison , et que je suis toujours prêt à abandonner les idées et les pratiques les plus favorites ; lorsque j'en vois
l'erreur.

L'objet de ce Mémoire est de faire plus
généralement connoître à l'Italie une nouvelle méthode pour exécuter l'opération de
la pierre , de faire sentir les avantages de cette
manière d'opérer , et de la soutenir , non-seulement par le raisonnement , mais par des observations qui me paroissent très-importantes.

Depuis les savans travaux des chirurgiens
de toutes les nations , spécialement de ceux
du siècle passé et de celui-ci , on étoit très-
généralement persuadé que cette opération
étoit arrivée au degré de perfection dont ce
genre de chose est capable ; et quoique les
chirurgiens ne se soient jamais entièrement
accordés sur le choix d'une méthode , cependant la plus grande partie d'entr'eux em-
ployoient le grand appareil latéralisé , mais
avec des procédés opératoires différens , dont
aucun n'est exempt de quelque inconvénient
grave , lorsque M. Sanson , jeune chirurgien
français , signala , pour arriver à la vessie ,
une nouvelle route plus courte , moins périlleuse , beaucoup plus facile à suivre , en sorte

qu'il paroît impossible que d'autres ne l'aient pas indiquée avant lui, et qu'elle ait échappé aux recherches et aux profondes méditations de tant d'hommes de génie qui ce sont occupés de ce sujet.

La méthode de M. Sanson a été reçue très-froidement par les chirurgiens de sa nation, aucun d'eux ne l'a acceptée que je sache, et le seul professeur Dupuytren l'a employée une seule fois. Cet accueil glacé est peut-être dû à ce que M. Sanson n'a pu soutenir ses raisonnemens par des observations très-nombreuses, et peut-être à ce que le peu de faits qu'il a rapporté ne sont pas entièrement d'accord avec ses opinions théoriques.

Quelques chirurgiens italiens ont accueilli plus favorablement cette méthode, j'ignore comment elle a été reçue par les autres nations, mais je crois avec peu de faveur. Comme que ce soit, je pense être actuellement en état de prouver, par quelques observations, ce que le simple raisonnement avoit fait voir à M. Sanson, c'est-à-dire que la taille recto-vésicale mérite, sous tous les rapports, d'être préférée à toute autre, non pas telle qu'il la propose, ni comme l'a exécutée le professeur Dupuytren, et quelques autres chirurgiens italiens après lui, mais en suivant un autre procédé opératoire, que M. Sanson avoit d'ailleurs décrit comme possible.

Avant d'entrer dans les détails nécessaires sur cette nouvelle manière d'opérer, je me permettrai de relever une erreur des savans compilateurs de l'article *Lithotomie*, du Dictionnaire des sciences médicales de Paris. Ils rendent un compte très-exact de cette méthode, la jugent très-favorablement ; mais ils ajoutent qu'elle n'est pas neuve, qu'elle a été employée il y a 200 ans par Vegetius, chirurgien italien. Les rédacteurs s'appuyent sur la Bibliothèque chirurgicale de Haller, citant seulement ces mots du savant écrivain : « *Jubet per vulnus recti intestini et vesicæ aculeo lapidem ejicere.* » La citation de ce passage sembleroit bien trancher la question, et ôter à M. Sanson le mérite de l'invention. Mais Haller lui-même, et dans le même endroit, ajoute : *Jubet*, etc., etc. *Ubi vesica ructa sit;* d'où il est évident que Vegetius vouloit que l'on choisit cette route dans le cas, très-rare, où la vessie se seroit rompue. Haller ne manque pas de dire que Vegetius est un écrivain vétérinaire, ce qui prouve qu'il parle des opérations sur les animaux, et non sur les hommes ; mais pour mieux éclaicir ce point d'histoire , et pour montrer combien il seroit injuste de dépouiller M. Sanson de la louange qu'il mérite , voyons dans l'ouvrage de Vegetius même ce qu'il pensoit à ce sujet :

De jumentis calculosis. Cap. XLVI. Lib. 1.º

Si quod jumentum calculosum fuerit, hæc signa monstrabunt ; torquetur, (1) gemet, extendet se ad conatum mingendi , stillat veretrum ejus (2) guttis materiam, modi cum mingit et plene (mingere non potest, quod quotidie patitur. Sed hujusmodi vitium teneris ætatibus plærunque, contingit, quod sic invenies : manum ad interiorem partem mittes, et à cervice vesicæ sub ipso ano (3) ad hippocentaurum versus palpabis digitis, et calculum ibi invenies. Quod vitium difficile curatur. Nam interdum nimio conamine prope ipsum anum vesica disrumpitur, et lotium per anum emittit, et quasi (4) aquæ adsimilatur). Ideoque ; missis digitis per foramen quod fecerit (5), longanonis, et ipsius vesicæ aculeo

---

(1) gemit, extendit.
(2) guttas et urinam modicam mittit, ex pleno.
(3) versus.
(4) aquam.
(5) longaonis.

calculum eximis , et curabis clysteriis (1) col-
lecticijs , id est, quæ glutinent, ut foramina
illa sanentur. Potionabis autem illos (2) du-
ritica potione. Difficilis autem hujusmodi cura
est, quia vim patientes ex corruptione vesicæ
tortione moriuntur (3).
P V B. Vegetii viri illustris Mulomedicina.

*Ex trib. vetustiss. Codd. varietate adiecta :
unde infiniti loci addi et expurgari à quovis
poterunt, usu magno publico.*
Opera Ioan. Sambuci Pannonij.
*Cum caes. maiest. privilegio. Basileæ per Pe-
trum Pernam* MDLXXIV.

Après cette citation , il n'est pas besoin de
commentaires., et chacun voit que Vegetius
parle d'une opération qui pouvoit se faire sur
les ânes (on ne voit point dans le texte qu'elle
ait été faite) , et dans le cas seulement de la
rupture spontanée de la vessie et de l'intestin
rectum. Vegetius ne décrit point non plus

---

(1) collecticis.

(2) disuretica.

(3) J'ai cru devoir transcrire ici le passage de Vegetius, et y joindre les corrections qui y ont été
faites. Le lecteur jugera par comparaison où est le
véritable sens.

la méthode à suivre dans cette circonstance ; il se contente de dire : *Missis digitis per foramen quod fecerit longanonis et ipsius vesicæ aculeo calculum eximis.*

Probablement , l'ouvrage de Vegetius n'est jamais tombé sous la main du chirurgien français ; mais s'il l'a vu , il n'a pas moins mérité en transportant une opération de l'art vétérinaire à la chirurgie : tirer une règle générale d'un cas particulier , montrer par des raisonnemens inébranlables la supériorité de cette méthode sur toutes celles connues et suivies par les plus célèbres chirurgiens de l'Europe, est une œuvre digne des plus grandes louanges.

Pour bien faire entendre l'excellence de la méthode recto-vésicale , et pour mieux faire pénétrer ses avantages dans l'esprit de ceux qui sont prévenus en faveur des autres modes d'extraire la pierre , je crois utile de poser quelques maximes qui me paroissent autant d'axiômes :

1.° L'art possède le moyen de s'assurer de l'existence de la pierre dans la vessie , mais il n'enseigne pas avec la même sûreté celui d'en fixer la forme et le volume.

2.° Le volume des pierres peut être très-grand, assez pour rendre leur extraction très-difficile : cette difficulté , toujours vaincue quand elle est causée par les parties molles qui se laissent distendre , devient insurmontable, lorsque ce sont les os qui forment l'obstacle ; ils ne laissent point entr'eux le même espace dans tous les points du détroit inférieur du petit bassin ; d'où il résulte que toutes les circonstances égales d'ailleurs la méthode par laquelle les pierres grosses et petites peuvent toujours sortir est la plus utile.

3.° La vessie urinaire étant profondément située dans le bassin, et inégalement rapprochée des différens points de la surface externe du corps, la méthode qui y conduira par la route la plus courte (bien entendu à circonstances égales) sera préférable, parce qu'elle blesse moins de parties, ouvre une plaie moins étendue, et offre une plus grande facilité pour sentir et charger la pierre.

4.° Les chemins qu'on parcourt pour arriver à la vessie étant non-seulement de différentes longueurs, mais aussi plus ou moins voisins de parties essentielles à la vie, traversés ou côtoyés par de gros vaisseaux artériels, la méthode qui conduira à la vessie par la route la plus éloignée de ces parties sera préférable.

5.° Les reins continuant de séparer l'urine après l'opération, dans laquelle on incise la vessie, leur réservoir, il est clair que le meilleur mode d'inciser sera celui qui rendra les infiltrations et les extravasations urineuses, toujours accompagnées d'un certain danger, moins probables.

6.° La pierre étant quelquefois de nature friable, et pouvant se rompre dans l'opération, toutes choses d'ailleurs égales, la méthode qui rendra la rupture moins fréquente, et, dans le cas de rupture, l'extraction et la sortie des fragmens plus faciles, sera préférable.

7.° Toutes choses égales d'ailleurs, la méthode par laquelle on pourra pénétrer dans la vessie, non-seulement guidé par une exacte connoissance anatomique des parties, mais encore sous la conduite assurée d'un instrument déjà introduit dans cette cavité par les voies naturelles, sera préférable.

Ces principes généraux établis, sur lesquels il ne me paroît pas qu'il puisse y avoir le moindre doute, examinons les principaux procédés opératoires connus pour l'extraction de la pierre.

Le haut appareil. — Dans cette méthode, les os n'offrent jamais d'obstacle à l'extraction de la pierre, quelque soit son volume ; les calculs les plus volumineux peuvent être extraits par ce procédé opératoire. Aucun vaisseau important ne se trouvant derrière, ou dans le voisinage de la partie de la ligne blanche qu'on incise dans cette opération, la vessie étant elle-même privée de vaisseaux sanguins considérables dans la portion antérieure et moyenne de son sommet, on ne peut avoir aucune crainte fondée d'hémorragie. La vessie étant plus voisine, surtout lorsqu'elle est distendue, de l'insertion des muscles droits au pubis que d'aucun point du périnée, on parcourt par le haut appareil une route plus courte que celle que l'on suit en opérant par cette région. Voilà sans doute de grands avantages, mais ils sont balancés par de graves inconvéniens.

En effet, en suivant l'enseignement du frère Cosme, qui a tant perfectionné cette méthode par son ingénieux artifice, outre l'incision au-dessus du pubis, il faut encore en faire une à l'urètre par le périnée, et laisser à demeure une canule dans la vessie pour l'écoulement de l'urine. L'opération devient ainsi plus la-

borieuse , la douleur est prolongée , les blessures se multiplient , et par conséquent les
dangers qui peuvent en résulter. Le corps dur
qu'on laisse dans l'incision de l'urètre et dans
la vessie blessée ne peut faire moins que de
ne pas augmenter les chances d'une plus forte
inflammation. De plus , quoique le col de la
vessie soit plus bas que l'angle inférieur de
l'incision du sommet , tant qu'il n'est pas largement ouvert , la canule ne suffit pas pour
nous assurer qu'il ne passera point d'urine
par la plaie supérieure. Il faut réfléchir que
le bas-fond est encore au-dessous du col , qu'il
doit s'y amasser une certaine quantité d'urine ,
malgré la présence de la canule ; que ce liquide détermine de vives contractions de la
vessie , qui le chassent sans doute par l'ouverture la plus déclive ; mais l'instrument ne
pouvant pas l'admettre tout à la fois , il en
pourra passer une partie par en haut.

Si, en outre , on veut suivre le conseil, que
je crois avoir publié le premier , au moins en
Italie et en France (1), de ne pas faire d'incision au périnée, et de pourvoir au libre écou-

___

(1) *Voy*. Réflexions sur le Traité de chirurgie de
B. Bell. T. 1; p. 34. *Pise* 1793.

lement de l'urine par le moyen d'une sonde élastique, on évitera certainement de prolonger l'opération, et les inconvéniens et les dangers de la multiplicité des incisions ; mais on n'évitera point ceux du passage de l'urine par la plaie supérieure, ils deviendront même beaucoup plus probables, parce que, dans ce cas, l'urètre étant intact, la sonde doit le parcourir en entier, en suivre les sinuosités, remonter avec lui en avant du pubis, etc. ; le trajet de l'urine sera ainsi plus long, moins rapproché de la ligne, droite, et par conséquent son écoulement moins prompt que lorsque la canule est introduite par l'incision du périnée.

Ces inconvéniens, dont le simple raisonnement auroit dû m'avertir, m'ont échappés lorsque, trop jeune encore, j'écrivis mes réflexions sur le Traité de chirurgie de B. Bell. Je ne dois cependant pas en être surpris, puisqu'ils ont échappés aux hommes éminens qui ont traité la même matière après moi. L'expérience m'a montré, depuis et en plusieurs circonstances, mon erreur ; et, dans les cas malheureux comme dans les succès, chez les hommes comme chez les femmes, j'ai vu l'urine sortir habituellement par la sonde élastique, et de temps en temps par

l'incision supérieure. Ce phénomène ne peut
pas nous surprendre après ce que nous avons
dit ; outre la cause indiquée, il peut en exis-
ter une autre, c'est-à-dire l'engorgement de
la sonde. Malgré toutes les précautions, il
peut s'y introduire momentanément du mucus., de la suppuration, ou du sang épaissi,
dans ce cas, l'urine, trouvant un obstacle à
passer par la sonde, se porte aussitôt vers la
plaie supérieure au pubis.

Le passage de l'urine par l'incision n'est
pas inévitablement suivi de son épanchement,
mais elle le rend très-probable, parce que
l'incision de la vessie ne correspond pas à
celle de la ligne blanche qui reste plus haute ;
comment cela pourroit-il être autrement,
quand la vessie n'est plus distendue par la
sonde à dard, le volume de la pierre ou de
l'urine, et qu'elle reprend sa position naturelle dans la profondeur du bassin ? L'urine
donc doit s'élever contre son propre poids,
et comme entre la vessie et le pubis il y a
un tissu cellulaire lâche et très-abondant, elle
risque de s'y arrêter, surtout dans les premiers momens qui suivent l'opération, avant
que l'inflammation, qui produit si souvent
l'adhésion, ait ainsi limité la route, et établi

une espèce de canal de communication entre la plaie de la vessie et celle des parties externes.

L'incision de la vessie se faisant, dans le haut appareil, au-dessus du pubis ; on ne peut pas espérer que les petits fragmens , qui peuvent résulter du brisement de la pierre, sortent par la plaie , comme ils le font très-facilement par les incisions qui intéressent le col ou le bas-fond; mais il est vrai que par le haut appareil, on tient la vessie de manière à rendre très-difficile le séjour de quelque fragment considérable dans sa cavité.

Il n'existe aucune méthode d'extraire la pierre, dans laquelle le chirurgien s'approche autant du péritoine que dans le haut appareil ; et quoique les très-ingénieux instrumens du frère Cosme aient rendu peu probable la lésion de cette importante membrane , il faut cependant convenir que même des opérateurs habiles l'ont blessée ; et que lorsqu'on voudrait ne pas tenir compte de ces fautes arrivées par inadvertance , il est toujours certain que l'on expose le péritoine au contact de l'air, du peu de sang qui coule de la plaie , de l'urine qui s'échappe, et qu'on est forcé de conclure que la péritonite pourra plus facilement se développer après cette opération, qu'après celles dans lesquelles le péritoine n'étant point exposé à ces causes d'irritation, son inflammation ne peut plus être que la conséquence de celle de la vessie.

Je ne dois pas taire ce que ma propre expérience et celle des autres m'a appris, depuis ce que j'ai publié dans *mes Réflexions*. A cette époque, je ne voyois pas de difficulté dans l'exécution de cette méthode ; à présent, ce n'est plus mon opinion. Je ne parle pas des difficultés qui peuvent naître de l'énorme volume et de la forme de la pierre ; on ne peut les éviter par aucun procédé ; ainsi, elles sont dans tous les autres beaucoup plus grandes que dans le haut appareil ; je parle de celles qui appartiennent exclusivement à cette méthode. Les muscles droits entre lesquels il faut porter l'incision, sont quelquefois assez épais pour allonger beaucoup le chemin que le chirurgien doit parcourir pour arriver à la vessie. Leur contraction spasmodique, qui dans quelques cas se réveille pendant l'opération, ne leur permet pas de céder, et alors ils s'opposent à l'extraction de la pierre. La vessie n'est pas toujours assez vaste pour être portée sans difficulté au-dessus du pubis, spé-

cialement lorsqu'elle est irritée par la présence de la pierre, et violemment contractée
sur elle; dans ce cas, la difficulté de l'opération
est considérablement augmentée. On pourroit
peut-être remédier au premier de ces obstacles, en coupant, en travers, les muscles droits,
à leur attache au pubis, comme on l'a con-
seillé, et comme le professeur Dupuytren l'a
fait : mais ce moyen expose peut-être à des
dangers d'un autre genre, en rendant l'accès
de l'air, dans le bassin, plus facile, en laissant au malade une disposition probable à la
hernie ventrale ; d'où il me paroît que l'on
peut conclure que le haut appareil présente
seulement deux grands avantages sur les autres méthodes connues jusqu'à 1817, savoir :
d'extraire les pierres de quelque volume qu'elles
soient, et d'éviter avec sûreté la blessure des
gros vaisseaux sanguins, et qu'il est très-incer-
tain que ces avantages puissent balancer tous
les inconvéniens dont nous avons parlé (1).

---

(1) Dans l'année 1809, j'opérai de la pierre madame
Guerazzi, de Castelfranco, déjà très-avancée en âge,
et qui, depuis 23 ans, étoit atteinte de sa maladie.
La pierre avoit acquis un très-grand volume, et ce
fut pour cette raison que je préférai le haut appareil;

Le grand appareil. — Cette méthode, presque oubliée dans les écoles, consiste, comme

je pratiquai l'opération avec la sonde à dard de la manière ordinaire. L'opération fut laborieuse à cause du
volume de la pierre, qu'il auroit été impossible d'extraire par aucune des autres méthodes connues jusqu'alors ; une canule de gomme élastique fut laissée
à demeure dans l'urètre, et fixée par les moyens connus de l'art. On tâcha d'abord de prévenir et ensuite
de combattre l'inflammation : il ne survint pas de
graves accidens, et la malade recouvra la santé, dont
elle jouit encore, malgré son très-grand âge. La cicatrice ne fut complète qu'au bout de trois mois ; et
pendant les vingt premiers jours qui suivirent l'opération, les urines passèrent de temps en temps, mais
journellement en petite quantité, par la plaie au-dessus
du pubis, quoiqu'elles ne cessassent jamais de couler
abondamment par la canule.

En 1812, j'exécutai de nouveau le haut appareil sur
une jeune fille de 12 ans, qui avoit été conduite dans
ma salle de clinique. Cette malheureuse, d'une constitution très-foible, avoit une fièvre lente journalière,
des urines d'une apparence purulente, elle se plaignoit de douleurs atroces à la vessie, qui s'étendoient
jusqu'à la région des reins. Dans cette affreuse position, la plus grande partie des chirurgiens auroient
refusé d'exécuter l'opération ; mais comme l'émaciation, la fièvre, l'urine purulente, et enfin les douleurs
qui s'étendoient aux reins, pouvoient être l'effet de la

on le sait , dans l'incision du bulbe de l'urètre ,
de la partie membraneuse de ce canal, et dans

---

forte irritation que souffroit la vessie ; comme aucune
autre tentative ne pouvoit sauver cet enfant, qu'enfin
cette opération seule pouvoit lui rendre la santé, je me
décidai pour l'opération , et je la fis par le haut appareil ,
non que je crusse la pierre extraordinairement grosse,
mais parce qu'à cette époque, je me sentois vivement
porté en faveur de ce mode opératoire. L'incision fut
très-facile , ainsi que l'extraction du calcul , il ne survint aucun symptôme grave , les urines sortirent abondamment par la canule laissée en permanence dans
l'urètre , et de temps en temps , plusieurs fois le
jour , il en passoit par la plaie, qui, depuis le cinquième jour , fournissoit de la suppuration , d'abord
peu liée, et ensuite de bonne qualité. Cette suppuration , qui sortoit spontanément, venoit en plus grande
quantité toutes les fois que la malade toussoit , ou
mettoit le diafragme ou les muscles du ventre en contraction pour quelqu'autre raison. Depuis le troisième
jour , il se présenta des signes de vermination , qui furent combattus par les préparations mercurielles aux-
quelles ils cédèrent : cependant la fièvre lente ne cessa
point, les urines continuèrent de présenter un dépôt
purulent, l'émaciation s'accrut , et la malade mourut
le vingt-unième jour.

L'ouverture du cadavre nous fit voir que les douleurs des reins n'étoient pas symptomatiques , mais dépendoient d'une ulcération de cette partie, les parois

la dilatation mécanique du col de la vessie et
de la prostate; elle ne réunit que peu d'avan-

---

des uretères étoient épaissies, celles de la vessie
l'étoient aussi très-légèrement : la plaie de cet organe
faite pour l'extraction de la pierre étoit cicatrisée dans
la moitié de son étendue. Il y avoit, en outre, un
abcès qui occupoit l'espace compris entre la partie postérieure de la symphyse du pubis et la parois antérieure de la vessie; cet abcès étoit limité, en bas, par
le col de la vessie, sur les côtés, par l'adhérence du
péritoine à la superficie interne des muscles obtura-
teurs internes. De la cavité de cet abcès la suppuration
s'échappoit par la plaie faite au-dessus du pubis toutes
les fois que la malade diminuoit la capacité du bas-
ventre.

En 1816, j'employai le haut appareil sur un jeune
homme de 25 ans, admis dans ma salle de clinique.
Depuis sa plus tendre enfance, ce jeune homme avoit
été tourmenté par les symptômes de la pierre, et, à
différentes époques, plusieurs chirurgiens l'avoient
sentie. Cette circonstance, réunie à beaucoup d'autres,
me fit supposer que le calcul devoit être très-volumineux, et me détermina pour le haut appareil, d'autant plus volontiers que, par une singulière organi-
sation, l'intestin rectum s'ouvroit, non point à l'endroit ordinaire, mais plus près du scrotum, au moins
d'un pouce. Ce malheureux, malgré ses longues souffrances, n'était pas extrêmement amaigri, et conser-
voit des muscles très-marqués dans les parois du bas-

tages , et les inconvéniens qui l'accompagnent sont graves. Le seul avantage important est

---

ventre. Ils étoient même très-relevés ; sans doute , parce qu'ils étoient continuellement dans une violente contraction pour l'expulsion de l'urine, fonction qui se répétoit à chaque instant, et qui ne s'exécutoit jamais sans de grands efforts de la part de ses muscles.

Je commençai l'opération comme on le fait ordinairement, en incisant les tégumens et la ligne blanche entre les muscles droits ; je dus approfondir beaucoup l'incision pour arriver au tissu cellulaire, situé entr'eux et la vessie, à cause de la grosseur extraordinaire de ces muscles dans ce point. Cette circonstance rendit un peu plus difficile l'introduction du pouce et de l'index dans la plaie, pour fixer l'extrémité de la sonde à dard à travers les parois de la vessie. Une semblable difficulté ne dépendoit pas seulement de cette cause, mais encore de la contraction de la vessie sur la pierre, contraction qui lui empêchoit d'obéir à l'impulsion de la sonde et de se rapprocher de la plaie externe. Cependant, avec beaucoup de patience, je surmontai cet obstacle, j'incisai la vessie, je soutins les bords de l'incision avec les suspensoirs ordinaires, j'introduisi la tenette, je pris la pierre, qui ne me parut pas très-volumineuse, et je me croyois au terme de l'opération, lorsque les muscles du bas-ventre entrèrent dans une si violente contraction, indépendante de la volonté du patient, qu'elle rendit la plaie si étroite, ou, pour dire mieux, en serra tellement les bords,

celui de ne pas exposer à l'hémorragie, parce
que l'incision tombe dans la ligne médiane du

---

qu'il me fut impossible d'extraire le calcul, malgré les
violens efforts que je fis en divers sens, et la position
propre à relàcher les muscles droits, dans laquelle
j'avois mis mon malade.

Alors craignant que toute la difficulté ne dépendit pas
de la seule contraction musculaire, que la forme du calcul ou la manière dont je l'avois chargé n'y fut pour
quelque chose, je le laissois aller pour le reprendre
d'une autre manière. Ce fut également difficile; je ne
pouvois point écarter les branches de la pince pour
qu'elle abandonnât la pierre; j'y réussi enfin. La tenette
retirée, la contraction musculaire ne céda point, et rendit difficile l'introduction du doigt qui restoit étranglé par
les bords de la plaie; cependant j'introduisi avec beaucoup de peine les branches séparées d'une pince à forceps,
je repris la pierre, je fis de nouvelles tentatives, et enfin
je la retirai après de violens efforts. C'étoit une grosse
pierre, mais telle qu'elle auroit pu être retirée par le
périnée. Cette laborieuse opération terminée, j'introduisi dans la vessie, par l'urètre, une sonde élastique;
j'essayois par tous les moyens de m'opposer à l'inflammation, que je devois attendre terrible. Malgré mes
soins, elle se développa, et mon malade périt le cinquième jour. Pendant tout ce temps, les urines ne
cessèrent pas de couler par la sonde; mais chaque jour
il en passoit par intervalles par la plaie au-dessus du
pubis,

périnée, où il ne se distribue point de gros
vaisseaux artériels. Laissant de côté les inconvéniens qui naissent de la multiplicité des ins-

L'ouverture du cadavre montra une très-grande inflammation des parois de la vessie , l'inflammation
du péritoine étendue à toute cette membrane, très-
forte autour de cet organe , et beaucoup plus légère
ailleurs, le tissu cellulaire compris entre elle et le
pubis, infiltré d'urine pure , tuméfié et noirâtre.

Ces observations prouvent évidemment le passage de
l'urine par la plaie, chez l'homme et chez la femme, malgré la canule ou la sonde : mais il n'en est pas de même
de celle d'Anthelme, rapportée par Chopart, à la p. 151
du 2.[d] volume de son Traité des maladies des voies urinaires, et citée par les rédacteurs du Dictionnaire des
sciences médicales. On avoit fait une incision , chez la
dame qui fait le sujet de cette observation , à la partie inférieure de la ligne blanche , pour vider un abcès
urineux qui s'étoit formé là. Il sortit pendant un certain temps de l'urine par cette ouverture, malgré que
la sonde fut tenue en permanence dans la vessie du
côté de l'urètre. Comme chacun voit, dans ce cas, il
n'est pas sûr que la vessie fut ouverte là où on l'incise
par la méthode du frère Cosme ; l'urine extravasée
pouvoit se porter entre le péritoine et les muscles du
bas-ventre, ou entre la partie antérieure de la vessie
et la face interne du pubis, pourvu que l'ouverture
existât dans un des points de sa surface, qui ne sont
pas couverts par le péritoine.

trumens, de l'incision qui est trop près du scrotum, il en reste de très-graves, qui résultent de l'excessive et inutile extension de la plaie externe, des manœuvres longues et compliquées, nécessaires pour la dilatation du col de la vessie et de la prostate, qui souvent sont déchirés, et de la déchirure desquels peut naître l'incontinence d'urine et les fistules urineuses, lorsque les malades sont assez heureux pour résister à l'inflammation et à la gangrène. C'est encore un très-grave inconvénient dans cette méthode que d'extraire la pierre entre les branches du pubis, dans l'endroit où elles sont peu éloignées l'une de l'autre, où les pierres médiocres passent quelquefois avec peine, et où les très-grosses sont toujours arrêtées.

La méthode caractérisée par l'incision latérale de la partie membraneuse de l'urètre, du col de la vessie et de la prostate, que quelques-uns appellent latérale, d'autres le grand appareil latéralisé, est généralement préférée dans les écoles et suivie par les praticiens modernes. On peut rapporter à cette méthode les procédés opératoires de frère Jaques, de Cheselden, peut-être ceux de Ravio, de Pouteau, de Ledran, de le Cat, du frère Cosme, de

Moreau , de Haukins , et de plusieurs autres célèbres praticiens justement estimés. Tous ces auteurs taillent latéralement la partie membraneuse de l'urètre, la prostate et le col de la vessie. La différence de leurs procédés consiste spécialement dans la forme de l'instrument, qui peut faciliter l'incision ; dans la plus ou moins grande étendue de l'incision elle-même ; dans sa direction, qui se rapproche plus ou moins de l'intestin , ou des branches du pubis ; dans la forme de cette incision ; en ce que les parties sont coupées de dehors en dedans , ou de dedans en dehors ; enfin, dans ce qu'on cherche à faire correspondre ou non l'incision externe avec l'interne.

Sans entrer ici dans de grands détails pour examiner lequel de ces procédés mérite la préférence , je me contenterai d'observer que tous , sans exception , ont des inconvéniens qui appartiennent à la méthode , qui ne peuvent être évités par aucun de ces procédés opératoires; en fait, quelque soit l'instrument qu'on adopte, il sera toujours vrai qu'on ne parcourt jamais la route la plus courte pour arriver à la vessie ; quelque soit l'instrument, la forme ou la direction de l'incision , il est inévitable que cette incision tombe dans un espace étroit, limité d'un côté, par l'intestin rectum, de l'autre, par la honteuse, traversé à peu près dans son centre par les ramifications de cette artère, et par les transverses du périnée, etc., etc.; quelque soit l'instrument, la plaie tombera toujours dans un point où les branches du pubis laissent entr'elles une distance médiocre, ou entre les branches de l'ischion, là où elles sont le moins écartées l'une de l'autre, et où par conséquent il n'existe pas un espace assez grand pour l'extraction des très-grosses pierres.

L'incision latérale du périnée, dans lequel on coupe le bas-fond de la vessie, proposée et suivie par Foubert et Thomas, qu'on appelle méthode latérale, ne parcourt pas non plus la route la plus courte, ni un chemin qui ne soit entouré de gros vaisseaux, et qui passe entre les os, là où ils laissent entr'eux le plus grand intervalle. Quand même on ne voudroit pas donner un grand poids à l'opinion de quelques illustres praticiens, qui regardent la blessure du bas-fond comme plus grave que celle du col de la vessie, ni donner aucune importance à la lésion possible d'une vésicule séminale, on ne peut disconvenir que les méthodes de Foubert et de

Thomas, en obligeant le chirurgien à pénétrer dans la vessie sans le guide de la sonde, l'exposent à ne pas arriver dans cet organe. On ne peut nier que la distension de la vessie, par l'urine retenue exprès, ou par des injections poussées dans sa cavité, pour éviter cet accident, ne soit un moyen très-douloureux, souvent insuffisant, pour donner à cet organe l'emplitude nécessaire, très-propre à réveiller de violentes douleurs et à faire naître l'inflammation. L'infiltration de l'urine, dans le tissu cellulaire du périnée, et autour de l'intestin rectum, paroît plus facile dans cette méthode, vu la direction de la plaie, laquelle, lorsque le malade est situé dans la position horizontale, a son ouverture externe bien peu au-dessous de l'interne. La canule proposée pour éviter un semblable accident a l'inconvénient grave de laisser dans la vessie et dans la plaie un corps étranger (1).

____

(1) Le petit appareil (mal à propos appelé méthode de Celse, puisque cet élégant écrivain, outre qu'il n'en est pas l'inventeur, l'a décrit si vaguement, qu'il a donné lieu à des interprétations très-différentes) peut être considéré comme un des procédés opératoires, propre à pratiquer l'incision du bas-fond de la vessie

Il est donc démontré, par le raisonnement, que le grand appareil latéralisé, la meilleure

---

sans offénser la prostate, le col ni l'urètre ; il se lie donc à l'appareil latéral.

On ne peut comprendre comment des auteurs d'un grand mérite, et surtout le savant Sabatier, a pu avancer, dans sa Médecine opératoire, que *les parties incisées dans le petit appareil sont les tégumens, le muscle transversal ôu triangulaire de l'urètre, les graisses profondes du périnée et le col de la vessie.* Le col de la vessie ne doit être incisé que dans le cas, très-rare, où le calcul se seroit introduit dans cette partie et la distendroit, ou peut-être lorsqu'il le seroit par erreur, en n'observant pas les préceptes de Paul Eginète et d'Albucasis.

Le petit appareil a donc les principaux inconvéniens des procédés opératoires de Foubert et de Thomas; on évite, il est vrai, la douloureuse distension de la vessie par l'urine ou par les injections, et le danger de faire une fausse route et de ne pas pénétrer dans la vessie : mais le petit appareil n'est applicable que dans l'enfance, et par ce procédé, on exerce avec la pierre, contre les parois de la vessie, une compression douloureuse, qui peut être très-grave lorsque la surface du calcul est inégale. Dans ce cas, on coupe imparfaitement les parois de cet organe, car on laisse inévitablement intactes les portions qui correspondent aux enfoncemens de la surface du corps dur sur lequel on incise.

méthode connue jusqu'à 1817, expose le malade à l'hémorragie et à la lésion de l'intestin
rectum ; que le chirurgien court le risque de
ne pouvoir pas extraire la pierre quand elle
est trop grosse, qu'alors le malade est soumis aux conséquences de son brisement, ou
à une nouvelle opération par le haut appareil, qui ajoute autant de tourmens et de dangers à ceux qu'il avoit déjà souffert, et auxquels il avoit été exposé.

Je sais qu'on pourra me répondre, qu'en
observant exactement les règles, qu'en ne se
rapprochant pas trop de la branche du pubis, on peut éviter la blessure de l'artère et
de l'intestin, quelque soit la méthode et l'instrument qu'on adoptera ; je pourrois, aussi-
bien que les plus heureux, me faire fort de
cette raison, puisque ces accidens ne me sont
jamais arrivés, avec aucune des méthodes ou
des instrumens que j'aie adopté, ni avec le li-
thotome caché du frère Cosme, que j'ai généralement préféré à tout autre. Mais sommes-
nous toujours infaillibles ? sommes-nous toujours maîtres des mouvemens de notre main, de
ceux de notre malade ? pouvons-nous compter
de ne pas nous éloigner, ne fût-ce que d'une
ligne, de la direction que nous nous sommes

promis de tenir? la nature n'est-elle pas bi-
zarre quelquefois ? l'anatomie ne nous ap-
prend-elle pas que le cours des artères n'est
pas précisément le même dans tous les individus, et que les légères déviations des vaisseaux ne sont pas rares? Si nous ne sommes
pas infaillibles, si les artères ne suivent pas
toujours, avec une scrupuleuse exactitude,
le même cours, pourquoi voudrions-nous
choisir, pour arriver à la vessie, une route
étroite, longue, remplie de parties qu'il est
dangereux de blesser, et nous fatiguer à étu-
dier la manière de les éviter, quand il en
existe une plus courte, exempte d'écueil, surtout lorsque la première passe entre les os,
dans leur moindre écartement, de manière à
ne pouvoir pas livrer passage à de grosses
pierres, et que la seconde, au contraire, passant entre ces os, là où ils sont le plus éloignés, permet de retirer les calculs les plus
volumineux?

Il est vrai qu'il est rare de rencontrer des
pierres assez grosses pour contraindre le chirurgien à passer au haut appareil, après avoir
tenté le grand appareil latéralisé, et je conviens que je ne me suis jamais trouvé dans ce
malheureux cas; mais quelquefois j'ai eu beau-

coup de peine à extraire la pierre, quelquefois elle s'est rompue, et l'extraction des fragmens m'a coûté beaucoup de fatigue et au malade beaucoup de douleur. D'où je conclus que lors même que la partie de l'opération, qui consiste dans l'incision, seroit facile et d'une exécution prompte, l'extraction du calcul devient laborieuse, longue et pénible. Ces difficultés ont été rencontrées quelquefois par tous les plus habiles lithotomistes : leurs œuvres l'attestent, et j'en appelle à tous ceux qui savent publier également les cas malheureux comme les autres.

La taille recto-vésicale semble réunir tous les principaux avantages des autres méthodes et présenter de plus légers inconvéniens. Je n'ai pas besoin de rappeler à mes lecteurs des connoissances de fine anatomie, pour les convaincre qu'il n'y pas de point au périnée qui soit plus voisin de la vessie que celui qui correspond à la partie antérieure du sphincter de l'anus. Il n'y a pas besoin de beaucoup de génie pour comprendre qu'en taillant dans ce point le sphincter, la paroi de l'intestin rectum, la partie membraneuse de l'urètre et la prostate, par une incision qui n'intéresse que peu de parties molles, nous nous trouvons avoir procuré une entrée suffisante à nos doigts, à nos pinces, et une sortie non moins spacieuse à la pierre, parce que nous profitons de l'ouverture naturelle de l'anus et de la cavité de l'intestin. Les plus grossières connoissances d'anatomie suffisent pour comprendre que la taille, qui intéresse le sphincter de l'anus antérieurement, la partie membraneuse de l'urètre dans la ligne moyenne de sa paroi postérieure, le col de la vessie, la prostate et le bas-fond sur la même ligne, ne se rapproche jamais d'aucun vaisseau important, ni d'autres parties essentielles à la vie. Il est clair que dans cette méthode la pierre vient à passer entre les branches de l'ischion, là où elles sont le plus écartées, et qu'elles laissent un passage assez vaste pour la sortie des plus volumineuses. Il est aussi évident que la direction, la brièveté de la plaie rendent impossible les épanchemens urineux, les surfaces saignantes moins étendues, et la sortie des fragmens, qui peuvent être restés dans la vessie, plus facile.

Le trajet de la plaie étant plus court que dans les autres méthodes, le chirurgien peut pénétrer très-avant dans la vessie avec son doigt, s'assurer de la forme, du volume, de la direction de la pierre et de sa manière d'être avant d'en essayer l'extraction.

Par la taille recto-vésicale, on évite donc le danger de blesser les gros vaisseaux du périnée; on peut extraire les gros calculs comme par le haut appareil; on n'éprouve point l'inconvénient de découvrir le péritoine, en exposant le chirurgien à le blesser; ni celui très-grave de rendre facile l'épanchement de l'urine.

La taille recto-vésicale est préférable au grand appareil latéralisé, parce que (mettant de côté tous les avantages de peu d'importance) elle n'expose point comme lui à l'hémorragie; parce que les calculs d'un très-gros volume peuvent être retirés par la voie du rectum. Elle est préférable à la taille latérale, parce qu'on est sûr de pénétrer dans la vessie conduit par le cathéter; parce que, d'ailleurs, par la taille latérale, on n'évite point le danger de blesser des vaisseaux importans, ni l'obstacle que les os offrent à l'extraction des gros calculs.

Les objections qu'on peut faire à cette méthode sont celles que M. Sanson s'est faites lui-même.

Premièrement, on blesse l'extrémité inférieure de l'intestin rectum, blessure qu'on a regardé jusqu'à présent comme grave, qu'on a pour cela évitée avec grand soin.

Secondement, la libre communication qui s'établit entre la cavité de la vessie et celle du rectum rend possible, probable même, le passage des matières stercoracées, de la cavité de l'intestin dans celle de la vessie, celui de l'urine de la vessie dans l'intestin, et en conséquence la formation d'une fistule sterco-urinaire.

A la première de ces objections, il répond victorieusement en montrant, par des argumens tirés de l'anatomie, de la phisiologie et des observations journalières, que c'est une folie de regarder cette blessure comme grave, 1.° parce que le péritoine n'enveloppe pas l'intestin dans ce point ; 2.° parce que la structure de cet intestin est différente de celle du reste de ce tube ; 3.° finalement, parce que l'incision des fistules à l'anus se fait tous les jours, sans qu'il survienne le plus petit accident après cette opération.

Il n'est pas aussi heureux dans sa réponse à la seconde objection. Il assure, en premier lieu, que la situation respective des deux ouvertures est telle, que les matières stercoracées , pour arriver à celle de la vessie , doivent se présenter en même temps au bord de l'anus , que le sphinter étant coupé , il n'y a plus rien qui les retienne , et qu'elles ont plus de tendance à passer par la voie naturelle qu'à remonter contre leur propre poids , dans la cavité de la vessie. En second lieu , que la direction des deux ouvertures est telle , que la plaie de la vessie vient obliquement en avant et en bas , à peu près comme le canal de l'urètre vient s'ouvrir dans la vulve chez les femmes ; d'où il résulte que les matières stercoracées , pour arriver à la vessie , seroient obligées de suivre un mouvement rétrograde , que rien ne tend à leur imprimer. En troisième lieu , que l'instant dans lequel les matières stercoracées tendroient à s'introduire dans la vessie est précisément le moment de leur excression , dans lequel le releveur de l'anus , le rectum et la vessie elle-même se contractent simultanément ; qu'alors la vessie est moins disposée que dans aucun autre moment à admettre un corps étranger dans sa cavité. En quatrième lieu , que dans le moment de la sortie des matières fécales la membrane intestinale du rectum , plus lâche que les autres , forme une espèce de bourlet qui devance ces matières à leur sortie de l'anus ; que cela est peut-être capable de boucher la plaie, ou au moins de rendre plus difficile le passage des matières dans la vessie. En cinquième lieu, qu'il est facile de prolonger l'incision du côté de la vessie de manière à former une espèce de valvule, qui permette à l'urine de passer de la vessie dans le rectum, et s'oppose au passage des matières fécales dans le sens opposé. En sixième lieu, qu'en supposant encore qu'une petite quantité de ces matières pût s'introduire dans la vessie, elle seroit bientôt dissoute et portée au-dehors par l'urine.

Les argumens de M. Sanson sont très-ingénieux ; mais malheureusement les observations, celles même qu'il rapporte dans son mémoire, déposent contre son opinion. En effet, après l'opération du professeur Dupuytren, le malade rendit des urines mêlées d'excrémens ; la même chose arriva à celui opéré par M. Geri, professeur de clinique chirurgicale à l'université de Turin ; à celui dont mon illustre ami, le professeur Barbantini, a publié l'histoire, ainsi qu'à un autre dont il n'a pas encore publié l'histoire. Ces observations suffiroient, si non pour renverser entièrement l'opinion de M. Sanson, au moins pour la rendre très-douteuse, si à ces faits on ne pouvoit joindre de solides raisonnemens, qui nous conduisent à penser que le passage des matières stercoracées dans la vessie doit être très-probable, si ce n'est constant, en suivant la méthode qu'il a préférée.

En admettant que la situation respective des deux incisions (celle de l'intestin et celle de la vessie) soit telle, que les matières stercoracées pour se présenter à l'ouverture de la vessie doivent dans le même temps arriver au bord de l'anus, il n'est pas vrai pour cela que le sphinter une fois coupé, elles n'aient plus rien qui les retiennent, et qu'elles doivent passer à travers l'anus, plutôt que de remonter contre leur propre poids dans la cavité de la vessie. Malgré la récision du sphinter, les matières volumineuses et dures ne passent par l'anus qu'à l'aide des contractions répétées des fibres de l'intestin. Or donc, si derrière les excrémens durs il en est d'autres mols, ceux-ci, poussés par les contractions de l'intestin, ne pouvant obéir à cause de l'obstacle que présente les premiers, devront remonter contre leur propre poids et pénétrer dans la vessie. Le même raisonnement répond à son second argument.

Les excrémens tendront à se porter de l'intestin à la vessie, non-seulement dans le moment de leur excression, quand il y a contraction simultanée du releveur de l'anus, de l'intestin et de la vessie, mais encore dans l'état de repos de ces parties, aussitôt que le volume et la dureté d'une portion des excrémens les fera arrêter à l'ouverture de l'anus, et qu'il y en aura d'autres au-dessus de ceux-là dans un état de fluidité, parce que l'intestin rectum, comme tous les autres intestins, jouit de ce mouvement, qu'on appelle péristaltique, indépendant de la volonté, et par lequel les matières stercoracées circulent dans la cavité intestinale ; ce mouvement pourra très-bien faire passer les matières les plus fluides de l'intestin dans la vessie.

Ces matières pourront encore passer dans le moment de la contraction simultanée des muscles du ventre, parce qu'il n'est pas démontré que la vessie se contracte de manière à ne pas laisser un intervalle, bien que petit, entre ses parois.

Le bourlet pourra être plus ou moins grand, suivant la plus grande ou la plus petite flaxidité de la membrane interne, et jamais assez

étendu pour boucher parfaitement la plaie de
la vessie.

Il n'est pas non plus toujours facile d'opérer de manière que la paroi antérieure du
rectum forme une valvule, qui ne s'oppose
pas à la sortie de l'urine, et qui présente seulement un obstacle à l'entrée des excrémens
dans la vessie. En effet, le professeur Dupuytren, ni les chirurgiens distingués que j'ai cités,
n'ont pu éviter ce passage.

Il est cependant vrai que l'introduction des
matières stercoracées dans la vessie n'est pas
un accident aussi grave qu'on pourroit le
croire *à priori* : les observations rapportées
par M. Sanson, celles du professeur Barbantini et celles du professeur Geri prouvent que
les malades peuvent guérir malgré ce passage.
Mais si on peut conclure de ces observations
qu'il n'est pas absolument mortel, elles ne
prouvent pourtant pas qu'il soit léger et sans
danger. En effet, les malades chez lesquels il a
eu lieu ont été assaillis de symptômes plus graves que ceux qu'ont soufferts mes opérés, qui ne
m'ont jamais laissé observer ce passage.

L'inconvénient dont nous parlons n'est pas
inhérent à la méthode d'extraire la pierre
par l'intestin rectum, mais bien au pro-

cédé opératoire auquel M. Sanson semble donner la préférence , qui est aussi celui employé par le professeur Dupuytren et par les autres chirurgiens que j'ai cités ; il est facile de l'éviter en incisant l'urètre , la prostate et le col de la vessie, et en respectant son bas-fond. Par ce procédé opératoire , l'incision de l'intestin est au moins un pouce plus basse que celle du col de la vessie , les bords de l'incision du col restent en contact, et ne s'éloignent que lorsque les urines passent ; les parois de l'intestin servent vraiment de valvule , et s'opposent au passage des matières stercoracées dans la vessie. Ces vérités sont appuyées sur des observations que je rapporterai.

Faisant abstraction des avantages indiqués , il est certain que le procédé opératoire dont il est question est d'une exécution plus simple , parce qu'il est beaucoup plus facile de sentir le cathéter à travers les parois de l'urètre , en-deçà de la prostate, qu'au-delà à travers celles de la vessie ; le cathéter trouvé, l'opération se termine avec la plus grande facilité. S'il est vrai , comme le pensent quelques savans opérateurs , que la blessure du col de la vessie soit moins dangereuse que celle du bas-fond, ce sera une raison de plus pour préférer le procédé opératoire dont nous parlons.

Il semble encore qu'en incisant le col plutôt que le bas-fond, la cure doit être plus courte et le danger des fistules moins éminent : quoique la plaie du bas-fond puisse indubitablement se guérir sans laisser de fistules (vérité prouvée par l'observation), à circonstances égales dailleurs, il paroît qu'elle doit se guérir plus lentement, parce que les urines passant continuellement par-là pourront retarder la guérison plus que dans les plaies du col, où ce fluide passe seulement par intervalles. Mes observations viennent à l'appui de ce raisonnement, puisque chez mes malades la guérison s'est moins fait attendre que chez ceux qui ont été soignés par d'autres. Malgré cela, je ne crois pas qu'on puisse et qu'on doive constamment limiter l'incision au col de la vessie et à la prostate. Le très-grand volume du calcul peut nous déterminer à l'étendre jusqu'au bas-fond de la vessie en la prolongeant. Forcer une très-grosse pierre à passer par une ouverture de quelques lignes au col de la vessie, est une entreprise très-difficile pour le chirurgien et très-douloureuse pour le malade ; elle

peut donner lieu à une inflammation grave
et à l'incontinence d'urine. Agrandir la plaie
dans ce seul cas, me paroît le meilleur expé-
dient, parce qu'on peut le faire sans danger
d'hémorragie ; il y a seulement à craindre de
voir passer les excrémens dans la vessie, inconvénient beaucoup moins grave que l'excessive distension et la déchirure des lèvres
de la plaie.

Le passage des matières stercoracées de l'intestin dans la vessie peut donc être évité en
changeant le procédé opératoire ; mais on n'é-
vite pas celui de l'urine, de la vessie dans l'intestin les premiers jours qui suivent l'opération, tant que la plaie de la vessie n'est pas
cicatrisée, ce qui n'est pas un plus grand inconvénient que celui de perdre l'urine par la
plaie du périnée. La crainte qu'il reste une
fistule urinaire par l'intestin, qui seroit incommode comme tout autre, n'a pas de fon-
dement ; il n'y a aucune raison de croire que
les blessures des parties latérales de la portion membraneuse de l'urètre, du col de la
vessie et de la prostate puissent plus diffici-
lement devenir fistuleuses que celles de la partie moyenne et inférieure de ces parties ; et
quand sur ce point encore on ne voudroit

écouter que l'expérience, mes observations mettent la question hors de doute.

Un seul enfant, comme nous le verrons, est resté avec une fistule, par laquelle il sort quelques gouttes d'urine quand il chasse ce fluide par l'urètre. Il est possible que la négligence dans les pansemens ait produit cette petite fistule, qui, suivant les apparences, se guérira promptement; mais lors même qu'il n'en seroit pas ainsi, il faut convenir que la taille recto-vésicale a cet inconvénient, en commun avec les meilleures méthodes connues, d'exposer les malades, dans quelques cas rares, à la fistule urinaire.

Description du Procédé opératoire.

LES instrumens nécessaires pour faire cette opération se réduisent à un cathéter ordinaire canellé, un bistouri droit ordinaire, les tenettes, et, pour quelques cas, un bistouri très-étroit, droit, garni d'un petit bouton en olive à la pointe.

Le malade placé, comme on a coutume de le faire, dans le grand appareil latéralisé, fixé

par des liens, comme dans les autres méthodes, on introduit le cathéter dans la vessie,
et on le confie à un aide qui ait soin de le
tenir ferme, le manche perpendiculaire au
pubis, sans l'incliner ni à droite ni à gauche,
afin que la ligne moyenne de la canellure, soit
sa partie la plus profonde, corresponde à la
ligne médiane de l'urètre, c'est-à-dire au rafé.

Alors le chirurgien prend le bistouri avec la
main droite, comme pour inciser de dedans
en dehors, le taillant tourné en haut le dos
en bas, l'indicateur et le pouce sur le point
de réunion de la lame et du manche de l'instrument de manière à serrer l'un et l'autre.

Les choses ainsi disposées, le chirurgien oint
le doigt indicateur de la main gauche, et applique sur la face palmaire de ce doigt un des
côtés du bistouri, assez fortement pour que
le bord tranchant soit un peu caché dans la
molle superficie du doigt, de manière qu'il
fasse en quelque sorte corps avec lui, et
qu'ils puissent être portés ensemble dans l'intestin rectum sans blesser le malade. Après
ces dispositions, il pousse le doigt et le bistouri dans l'anus, la face dorsale du doigt
tournée vers le sacrum, et la palmaire vers la
symphise du pubis, il l'avance environ dix

ou douze lignes dans l'intestin , puis pousse en arrière, avec ce même doigt, la paroi postérieure du rectum , pour avoir plus de facilité à faire exécuter un changement de position à la lame du bistouri : ce changement se fait avec la main droite , en portant le dos du bistouri vers la face palmaire de l'index, le tranchant vers la partie antérieure du rectum, et tournant les deux faces de l'instrument, une à droite et l'autre à gauche, en ayant soin que le tranchant de l'instrument soit précisément en face du rafé. Alors le doigt index, qui avoit été porté en arrière pour faciliter le changement de position du couteau, est porté de nouveau en avant, et appuyé sur le dos du bistouri, pour que le tranchant et la pointe de celui-ci pénètrent dans la paroi antérieure de l'intestin, tandis qu'on retirera le bistouri avec la main droite; il coopère ainsi à l'incision de la paroi antérieure du rectum du tissu cellulaire interposé entre lui et l'urètre, et à celle du sphinter externe de l'anus, au-delà duquel elle ne doit pas s'étendre plus de huit ou neuf lignes dans le périnée.

Ceci, qui s'exécute dans un instant terminé, le chirurgien éloigne l'index gauche du bistouri, change la direction de ce doigt en tournant

à gauche la face dorsale , à droite la palmaire ,
en haut le bord cubital , en bas le radial ;
il change aussi , par un très-léger mouvement
des doigts , la position du bistouri qu'il tient
de la main droite , sans cependant le poser et
sans le secours d'aides , tournant le taillant
qui étoit dirigé contre lui et en haut , en sens
diamétralement opposé.

Ces mouvemens, très-prompts et très-faciles,
achevés , l'opérateur introduit dans l'incision,
précisément au-delà du sphinter coupé, l'index
dans la position que nous avons décrite, et
cherche avec l'ongle (qu'il doit avoir toujours
long quand il exécute cette opération) la canellure du cathéter à travers les parois de l'urètre.
Cette canellure trouvée, il porte le bistouri avec
sa droite sur l'ongle de l'index gauche , le
dos en haut , le tranchant en bas ; il incise
la paroi de l'urètre , entre avec le bistouri et
l'ongle dans la canellure du cathéter , fixé par
un aide dans la direction indiquée. Il pousse
ensuite , avec la main droite , le bistouri jusques dans la vessie, en suivant la canellure
du cathéter , et il incise le col et la prostate
plus ou moins amplement , suivant l'idée qu'il
se sera formée du volume de la pierre.

Comme nous sommes sujets à l'erreur dans

ce jugement , je crois bon de tenir l'incision
du col et de la prostate plutôt petite , car il est
ensuite facile de l'augmenter.

Cette incision faite , le chirurgien introduit
l'index jusques dans la vessie en suivant le cathéter , qui devient tout-à-fait inutile , il le fait
retirer : avec le doigt , il juge de l'ampleur de
l'incision , il apprécie mieux qu'il ne l'a pu faire
jusqu'alors le volume et la forme de la pierre,
et se détermine sur cet examen à agrandir l'incision , ou à la laisser telle qu'elle est.

Si l'on croit nécessaire d'augmenter l'in
cision , le premier bistouri qui a servi jusqu'ici, introduit de nouveau sous l'escorte du
doigt index , pourroit servir encore ; mais
comme sa pointe embarrasseroit peut-être
le chirurgien , et l'exposeroit au danger de se
piquer, que cette pointe une fois introduite dans
la vessie, si elle n'étoit pas guidée par une main
très-exercée , pourroit offenser les parois de
cet organe, on use , dans ces cas, du bistouri
étroit boutonné, avec lequel on évite certainement l'un et l'autre de ces inconvéniens.
Sur le doigt , on introduit la tenette , tous les
guides , tous les gorgerets imaginés pour con-
duire la pince sont des instrumens parfaitement inutiles , qui ne font autre chose que
rendre l'opération un peu plus longue , un peu

plus compliquée, et jamais plus sûre, ils sont superflus ici comme dans toutes les autres méthodes d'extraire la pierre. Arrivé à ce point, je n'ai rien à ajouter, et le chirurgien doit se rappeler toutes les règles qui ont été données pour prendre et pour extraire la pierre.

Je me croirois encore dispensé d'entrer dans des détails relatifs au pansement, si je ne savois pas que malheureusement beaucoup de chirurgiens de ma nation conservent encore l'usage funeste d'appliquer des appareils et des médicamens après l'opération de la pierre. Cet usage seroit dangereux dans la taille recto-vésicale, comme il l'est dans toutes les autres méthodes. Il n'y a que des préjugés vieillis et très-enracinés qui puissent obscurcir la raison, de manière à ne pas laisser voir que la charpie, placée dans le trajet de la plaie, produit une douleur inutile par son introduction, irrite par sa présence une plaie très-sensible, déjà trop disposée à s'enflammer. Une semblable irritation est due, non-seulement aux qualités mécaniques de la charpie, mais encore à ses qualités chimiques, parce que l'urine dont elle se remplit très-vite s'altère et devient plus stimulante. En faisant abstraction de ces graves inconvéniens, il est clair que la pré-

sence de la charpie, tenant éloignés les bords
d'une plaie qu'on devroit plutôt tenir en contact, retarde toujours et s'oppose à sa prompte
et facile cicatrisation. De semblables raisonnemens n'ont pas besoin de faits à l'appui ;
mais si nous voulons consulter l'expérience,
nous trouverons que, dans des circonstances
d'ailleurs égales, les malades, qui ont eu un
pansement après l'opération, guérissent beaucoup moins vîte que les autres. Je deman-
derai aux chirurgiens qui sont dans l'usage
d'appliquer un appareil après cette opération, s'ils ont jamais vu leurs malades guérir
en six ou sept jours, comme la pratique de quel.
ques chirurgiens et la mienne en montrent des
exemples ; si leurs malades guérissent souvent
avant le vingt-cinquième jour, et si rarement
la cicatrice se fait attendre plus d'un mois.

Non-seulement je désapprouve le pansement ordinaire, que quelques-uns ont la coutume de faire, après les méthodes usitées d'opérer la pierre, mais même celui proposé par
M. Sanson. Il introduit un peu de charpie entre les lèvres de la plaie du sphincter de l'anus,
afin qu'il ne se cicatrise pas avant le reste, et
n'offre pas d'obstacle au passage des excrémens fluides qui, retenus ainsi, pourraient

remonter dans la vessie. Un tel pansement n'est certainement pas capable de produire de graves accidens , parce qu'il n'agit que sur une petite portion de la plaie , et sur la moins importante , mais il est parfaitement inutile ; car l'expérience m'a constamment démontré que la cicatrice de la plaie dans ce point donné, se fait plus tard que dans tous les autres , quoiqu'on ne prenne pas de précautions exprès pour s'y opposer ; le pansement doit donc se réduire à de simples soins de propreté , en lavant avec de l'eau tiède plusieurs fois le jour , l'anus et la petite portion de plaie qui se présente au périnée , pour la débarrasser des excrémens et de l'urine qui peuvent l'irriter.

Les fonctions du chirurgien cessent donc à cette époque et celles du médecin commencent. Celui-ci doit employer tous les moyens que l'art lui fournit pour combattre les fortes douleurs que le malade ressent dans la blessure de parties aussi sensibles, qui ont été irritées par l'introduction du doigt, des tenettes, et par le passage d'une pierre qui peut avoir maltraité leur surface par son volume ou par ses inégalités.

Aucun remède ne satisfait mieux à cette

indication que l'opium (dont la manière d'agir
est cachée , comme celle de la plupart des remèdes , quoiqu'en pensent des hommes d'un
rare mérite) ; avec cette substance , donnée
à doses foibles ou généreuses, suivant les circonstances , on a l'agréable consolation de voir
s'amender la douleur en peu de temps. Il n'est
cependant pas le seul remède à mettre en
usage : les boissons aqueuses et mucilagineuses
très-abondantes , ou l'eau pure , si le lieu en
offre de la bonne ; sont très-bien indiquées
pour éclaircir les urines et les rendre moins
propres à irriter. Les applications de sangsues autour de l'anus sont d'une très-grande
utilité, ainsi que les saignées copieuses chez les
personnes robustes et pléthoriques, parce qu'a-
vec notre mode d'opérer les malades perdent
très-peu de sang , et qu'il est utile de diminuer la quantité de ce fluide chez ceux dans
lesquels il existe une eause d'inflammation
aussi puissante , qui doit plus ou moins promptement la développer ou la faire naître.

Pour les mêmes raisons une diète sévère
est nécessaire, jusqu'à ce que le péril de l'inflammation soit passé , de nouvelles saignées
et de nouvelles applications de sangsues à
l'anus et sur le pubis peuvent convenir, si,

malgré les moyens adoptés dès le principe, l'inflammation se développe avec force. Les fomentations émollientes tièdes sur le ventre, les bains tièdes généraux peuvent aussi convenir; on ne doit pas négliger de tenir le ventre libre avec de légers purgatifs huileux ; en un mot, il faut tenter de prévenir, de rendre très-légère l'inflammation, ou au moins de la combattre quand elle est trop violente.

Le danger de l'inflammation passé et la suppuration établie dans la plaie, il est nécessaire de commencer à la toucher avec la pierre infernale, dans toute son étendue, dans l'intestin et au périnée, chose qui se fait avec une très-grande facilité en élargissant un peu l'anus, et en y introduisant un petit tube, armé de pierre infernale, de manière cependant à toucher seulement la portion de la paroi antérieure où est la plaie (1). Cette

____

(1) Il est très-facile de toucher la plaie avec la pierre infernale sans offenser le reste de l'intestin. On y réussit en enfermant, dans un petit tube de bois qui présente à l'une de ses extrémités un cul-de-sac de quelques lignes, un petit cylindre de pierre infernale qui soit recouvert par les parois du tube, excepté dans un espace d'environ une ligne de largeur et d'un pouce

pratique accélère admirablement la cicatrisation : le seul de mes opérés qui n'est pas promptement guéri est celui sur lequel la pierre infernale ne fut pas employée dès le commencement ; parce que je dus laisser l'hôpital pendant quelque temps , et que le jeune chirurgien chargé du soin de ce malade n'osa pas employer avec assez d'activité un remède qui lui paroissoit trop hasardeux.

Les mêmes raisons pour lesquelles j'ai préféré la taille recto-vésicale chez l'homme , militent en faveur de la taille vagino-vésicale dans la femme.

La sûreté d'éviter l'artère honteuse, la certitude d'extraire les pierres volumineuses sans rencontrer d'obstacles dans les os du bassin , la probabilité d'éviter l'incontinence d'urine , ou l'épanchement de ce fluide , ne peuvent s'obtenir que par ce mode de tailler.

En effet , la dilatation graduelle de l'urètre et du col de la vessie , outre qu'elle est plus longue , et , en dernière analyse , plus dou-

---

de long. On introduit ce tube ainsi disposé dans l'intestin, en faisant correspondre à la plaie le point où la pierre infernale se présente à découvert.

loureuse que l'incision de cette partie, conduit presque constamment à sa suite l'incontinence d'urine, et ne permet l'extraction que
des pierres d'un médiocre volume, à cause
de l'obstacle que les branches du pubis offrent
à celles d'un très-gros volume.

La taille latérale de l'urètre, qui passe entre le vagin et une des branches du pubis,
outre qu'elle expose à la lésion de la honteuse, n'offre pas un espace suffisant aux très-
grosses pierres par la même raison, et laisse
fréquemment l'incontinence d'urine. Par la
double incision de l'urètre, on n'évite que
rarement l'incontinence d'urine, jamais la
difficulté d'extraire les grosses pierres, parce
qu'elle naît des os.

Par l'incision proposée et exécutée par mon
ami et maître, le savant professeur Antoine
Dubois (par laquelle on évite sans doute de
blesser la honteuse et le vagin), les pierres
un peu grosses se retirent très-difficilement,
à cause de l'espace limité que les branches
du pubis laissent entr'elles, et l'incontinence
d'urine ne s'évite pas plus souvent qu'avec les
deux autres modes de tailler.

Le haut appareil, par lequel on éloigne le
danger d'offenser les gros vaisseaux, l'incon-

tinence d'urine, et avec lequel on extrait les calculs les plus volumineux; à tous les graves inconvéniens dont nous avons parlé ailleurs.

La taille vagino-vésicale ne doit pas, comme dans l'homme, n'intéresser qu'une portion de l'urètre, le col de la vessie, et respecter son bas-fond. L'incision de l'urètre et du col, qui est élargie par le passage du doigt de la tenette et de la pierre, donneroit probablement lieu à l'incontinence d'urine comme dans les autres méthodes. L'incision du bas-fond n'est pas à craindre dans ces circonstances, parce qu'il n'y a pas, dans ce cas, de danger, comme chez l'homme, de voir passer les excrémens dans la vessie.

Il ne me paroît pas qu'on doive craindre la fistule urinaire, d'après les observations qu'on connoît sur cette matière.

Je ne parle cependant pas de la taille vagino-vésicale d'après ma propre expérience. La pierre est une maladie très-rare chez les femmes, et depuis que je connois la méthode que j'indique, il s'est présenté à moi une seule femme avec un calcul; une circonstance particulière m'empêcha de l'opérer par la taille vagino-vésicale. Elle étoit grosse; et comme des considérations impérieuses m'obligeoient à opérer, je n'osois pas pénétrer dans la vessie par le vagin, craignant que le sang et les lochies ne passassent dans la vessie, si l'avortement étoit la conséquence de mon opération. Je préférai pour cela la méthode de Dubois.

HISTOIRES

Des Opérations de pierres exécutées par le professeur Vaccà, dans sa clinique de 1820, rédigées par les jeunes gens admis à la clinique chirurgicale de l'Université.

HISTOIRE PREMIÈRE.

Sébastien Castellani, de Livourne, âgé de 70 ans, originairement d'une bonne constitution, mais affoibli et amaigri par de longues souffrances, avoit commencé, depuis vingt-quatre ans, à éprouver de la douleur dans l'expulsion des urines, et particulièrement un sentiment de brûlure dans le voisinage de la prostate. Ces incommodités l'obligèrent à appeler à son secours un chirurgien, qui, en l'examinant avec la sonde, reconnut l'existence d'un léger rétrécissement de l'urètre dans le voisinage du col de la vessie, pour

lequel il lui conseilla l'usage des bougies de
gomme élastique ; en effet , toutes les fois que
l'incommodité augmentoit , Castellani retiroit
quelque avantage de ce moyen. Cependant,
au bout d'un petit nombre d'années , il se
forma un sédiment terreux dans les urines ;
y ayant ensuite prêté une plus grande attention, on y rencontra à plusieurs reprises une
quantité de petits calculs. En décembre 1819
ses maux étant augmentés, le malade fut obligé
de recourir au chirurgien , qui pénétra dans
la vessie après plusieurs tentatives , et reconnut , au moyen de la sonde , la présence d'une
pierre. En février de l'année suivante, Castellani , convaincu qu'il ne pourroit jamais
supporter les maux occasionnés par la pierre,
s'il ne se soumettoit à une opération chirurgicale, vint dans cet hôpital, où il fut admis, le
2 du mois, dans la clinique du professeur Vaccà.

Dans l'examen que le professeur fit du malade le 3 février , il fut reconnu qu'il ne pouvoit pas uriner à plein canal, l'urine sortoit
en un jet bifurqué et par intervalles , il souffroit de temps en temps des douleurs à la
vessie et aux reins avec un sentiment de brûlure à l'orifice de l'urètre. Il dit, en outre ,
que le mouvement de la voiture faisoit aug-

menter les douleurs de la vessie et la sécré-
tion du sédiment muqueux qu'on observoit
habituellement dans ses urines.

L'existence de tous les signes rationnels
faisoit soupçonner la présence d'une pierre,
mais notre professeur ne pouvoit se déterminer pour l'opération, sans explorer d'abord
avec le cathéter. L'urètre, rétréci près de la
prostate, ne permit pas de le faire pénétrer
dans la vessie, et obligea le professeur à se
servir d'une sonde d'un petit diamètre, avec
laquelle il put s'assurer de l'existence du calcul : ce qui fut, en outre, confirmé par l'introduction du doigt dans le rectum.

On chercha d'abord à vaincre le rétrécissement de l'urètre, qui s'opposoit à l'introduction du cathéter d'un calibre convenable.
L'usage des bougies fut indiqué ; mais le malade ne put supporter la présence de celle
qui lui fut introduite, on dut en suspendre
l'usage, et, pour calmer les douleurs qu'elle
avoit fait naître, on administra deux grains
d'extrait gommeux d'opium. La matinée suivante, on prescrivit un demi-bain, et on introduisit une nouvelle bougie de gomme élastique de médiocre volume ; le soir, on donna
l'opium. Le cinquième jour se passa bien. Le

matin du sixième on administra un purgatif
de crême de tartre, suivant la pratique suivie
dans notre école, lorsqu'il est question de
pratiquer de grandes opérations. Il est digne
de remarque, que dans la nuit le malade fut
très-inquiet, il souffrit des douleurs aiguës
dans le bas-ventre et à la vessie ; douleurs
qui étoient peut-être dues au purgatif et à la
présence de la sonde dans l'urètre.

Le septième jour au matin, après avoir
donné le lavement ordinaire pour débarrasser
l'intestin des excrémens, l'opération fut pratiquée par la voie du rectum. L'incision fut
très-facile, mais l'extraction de la pierre fut
longue et très-laborieuse. La pierre avoit la
forme d'un très-long cylindre, ses extrémités
étoient tournées vers les deux ischions. Le
doigt, le bouton, ni la curette, ne purent
jamais changer la position de cette pierre,
et, dans cette position, tous les efforts pour
l'extraire demeurèrent inutiles, douloureux
et dangereux. Le professeur se décida, vu
l'inutilité de toutes les tentatives, à mettre la
pierre en morceaux ; il résulta de sa fracture trois fragmens, qui furent extraits l'un
après l'autre. La pierre étoit inégale, mais
pas très-dure ; l'un des fragmens portoit dans

un point de sa superficie quelques portions
de membrane adhérente et peu résistante.
Cette circonstance fit soupçonner au professeur que la pierre avoit été adhérente à la
vessie ; tout de suite après l'opération, il in-
jecta beaucoup d'eau tiède dans la cavité pour
en chasser les fragmens calculeux qui pouvoient y être restés.

Aussitôt que le malade fut au lit, vu qu'il
avoit perdu fort peu de sang et qu'il avoit
beaucoup souffert, on lui appliqua douze
sangsues, quatre au-dessus du pubis et huit
au périnée ; on lui prescrivit, en outre, vingt
gouttes de laudanum liquide, les fomentations émollientes à la région hypogastrique,
la diète sévère et d'abondantes boissons aqueuses ; les douleurs se calmèrent promptement
sous l'emploi de ces moyens. Le soir du même
jour elles étoient foibles, il en existoit peu au
pubis, la fièvre parut, mais légère ; les urines
couloient, pour la plus grande partie, par la
plaie, il en passoit peu par la verge, et elles
ne furent jamais mêlées de matières fécales.
Le matin du 8, la fièvre restoit la même, la
douleur au pubis étoit un peu augmentée, et
il étoit survenu dans le même endroit une légère tension ; l'urine comme à l'ordinaire : on

continua les boissons, les fomentations et la
diète. Le 9, la fièvre étoit un peu plus forte,
la tuméfaction et la douleur continuèrent au
même degré que le jour précédent, la langue
devint sèche, et le malade fut très-abattu. Dans
la nuit, la douleur et la tuméfaction du pubis
crurent, il y eut deux évacuations ventrales
de matières liquides. Le 10, le professeur
trouva la tuméfaction du pubis augmentée,
le malade se plaignoit d'une douleur qui s'é-
tendoit de la région hypogastrique jusqu'à la
fosse iliaque gauche, le pouls étoit fréquent
et petit, les fonctions intellectuelles commençoient à être attaquées. Le maître fit appliquer de nouveau des sangsues à la fosse iliaque et au périnée. Dans la matinée, le malade eut une selle, mais sans soulagement;
tous les symptômes augmentèrent d'intensité,
et menacèrent d'une mort prochaine. Il ne
venoit que peu d'urine troublée par l'urètre,
cependant point mêlée de matières fécales.
Dans la journée, le malade fut encore plus
mal, et mourut le soir à six heures.

Autopsie cadavérique.

On observa dans le bas-ventre un léger

épanchement séreux , le péritoine enflammé jusqu'à quatre travers de doigts au-dessus du sommet de la vessie. L'iléum et le colon gauche adhérens au péritoine dans un point, et dans ce point-là , légèrement enflammés. Le rein droit sain, tandis que le gauche étoit évidemment enflammé ; le tissu cellulaire, qui unit la partie antérieure de la vessie au pubis, étoit engorgé et pénétré d'une sérosité puriforme. La vessie ouverte par le sommet , ses parois furent trouvées fort épaissies , et une sanie puriforme étoit renfermée entre la membrane musculaire et le péritoine ; la membrane interne gangrenée présentoit , dans sa partie latérale gauche, quelques petites brides qui retenoient de petits fragmens de pierre ; il sembloit que le calcul avoit été adhérent dans ce point. La plaie aussi avoit un aspect gangreneux. Le foie étoit très-volumineux , et occupoit une grande partie de l'hypocondre gauche , les autres viscères ne présentoient rien de remarquable.

Placido MARTINI.

HISTOIRE SECONDE.

Dans la matinée du 3 mai 1820, à l'heure à laquelle le professeur Vaccà fait sa leçon de clinique dans l'hôpital de Pise, on lui présenta le jeune Michel Michelletti, de Lucque, âgé de 5 ans, fils de laboureur, enfant plutôt vif et robuste. Son père, qui l'accompagnoit, rendit compte des incommodités qu'il souffroit, depuis trois ans environ ; en termes qui firent soupçonner qu'il existoit une pierre dans la vessie. Mais comme il est notoire que tous les signes rationnels de la pierre sont incertains, le professeur, pour dissiper tous les doutes, introduisit un petit cathéter d'acier dans la vessie, et en faisant quelques mouvemens, il s'assura de l'existence du calcul ; il fut alors décidé de soumettre l'enfant à l'opération le jour suivant, parce qu'il n'existoit aucun signe de complication, et que toutes les circonstances étoient favorables. En conséquence de cette résolution, il ordonna la diète, et immédiatement une demi-once de crême de tartre qui procura quelques évacuations.

A sept heures du matin, le 4, on donna

un lavement composé , pour rendre l'intestin
rectum le plus propre possible ; il procura une
forte évacuation, après laquelle notre maître
passa immédiatement à l'opération par la méthode qu'il a décrite ; l'opération et l'extraction de la pierre furent très-promptes et très-
faciles : cependant on appliqua de suite six
sangsues à l'anus, et on donna quatre gouttes
de laudanum unies à un peu d'eau , avec
l'intention de calmer les douleurs et de diminuer la masse du sang , afin de rendre l'inflammation consécutive , moins intense.

On prescrivit une diète sévère, des boissons
abondantes , et un peu de charpie molette fut
introduite entre les lèvres de l'incision du
sphinter ; elle fut cependant retirée après quelques heures , parce qu'elle incommodoit le
malade , et étoit continuellement dérangée
par l'urine qui passoit de ce côté. A deux heures
après midi, le pouls devenoit un peu fréquent
et fébrille. Vers les quatre heures , l'enfant
accusa quelques douleurs qui l'inquiétoient
par intervalles à la région hypogastrique , et
le bas-ventre se météorisa légèrement. On appliqua tout de suite quatre autres sangsues
au-dessus du pubis , et on fit de continuelles
fomentations d'eau de mauve tiède sur le bas-

ventre. Spontanément, ou par l'effet des remèdes , la douleur cessa tout-à-fait et le météorisme disparut. Cependant les urines coulèrent en totalité et en grande quantité par la
plaie, la chaleur fébrille diminua , ainsi que
la fréquence du pouls. Le malade mangea
deux cuillerées seules de semoule ; il but beaucoup d'eau pure. Il passa la nuit tranquillement et dans le plus profond sommeil.

Le 5 au matin , le professeur trouva l'enfant dans un très-bon état , c'est-à-dire exempt
de fièvre , de météorisme et de douleur. Il
prescrivit la diète et les boissons accoutu-
mées ; à une heure après midi, la fièvre revint
un peu plus forte que le jour avant, ainsi que
le météorisme , qui disparut par l'usage des
fomentations et à la suite de deux évacuations
naturelles de matières jaunâtres. Les urines
continuoient de couler abondamment et en
totalité par la plaie ; on donna peu de nourriture et beaucoup de boisson ; la nuit fut
bonne.

Le 6 au matin , le malade étoit à peu près
sans fièvre, il disoit avoir appétit, il lui fut
accordé un peu plus de semoule. La fièvre
reparut comme à l'ordinaire entre une et deux
heures après midi, mais sans météorisme, sans

douleur au bas-ventre. Les urines continuèrent de couler abondamment par la plaie :
il n'y eut rien de remarquable dans la nuit.

Le 7, la fièvre fut plus forte, mais le bas-
ventre étoit mol et indolent dans tous les
points, même à l'hypogastre, la langue hu-
mide et point chargée ; on ne changea rien
au mode curatif ; dans la nuit il y eut deux
selles de matières ténues, jaunâtres, dans
lesquelles se trouvoit un ver très-long, de
l'espèce des lombricoïdes.

Le 8 au matin, le professeur trouva son
opéré très-tranquille, le pouls à peine fréquent, le bas-ventre nullement météorisé et
tout-à-fait indolent sous la pression de la
main, la plaie vermeille et en très-bon état,
les urines y passoient toujours abondamment
et en totalité, tout enfin promettoit une terminaison très-heureuse ; mais il y avoit encore à
craindre une affection vermineuse, parce que
l'enfant accusoit un peu de prurit au nez, et
encore plus, parce qu'il avoit rendu un lombrique dans la nuit, on lui administra trois
grains de calomel. La fièvre revint à peu près
à la même heure, cependant plus légère, il
y eut plusieurs évacuations de matières moulées ; dans le reste de la journée, l'appétit

s'accrut. On lui augmenta un peu les vivres, toujours de semoule ; la garde qui le soignoit dit avoir vu passer quatre ou cinq gouttes d'urine par la verge ; la nuit fut tranquille.

Le 9 au matin, on trouva le malade comme le jour précédent, il avoit eu encore une selle avec un lombrique ; on prescrivit encore le calomel. Le même jour, en allant du corps, il rendit encore un ver semblable au précédent. On lui donna encore trois grains de calomel. A quatre heures, la fièvre revint, et, quoique légère, elle fut accompagnée d'un peu de météorisme, sans cependant aucune douleur, le météorisme cessa après quelques heures ; à cette époque, l'enfant commença à se plaindre d'un violent frisson lorsque l'urine passoit par la plaie.

Dès ce jour, le professeur étant obligé d'aller hors de Toscane, le malade fut confié à mes soins : voici ce que je continuois d'observer. Le météorisme non douloureux du ventre suivoit la fièvre, il n'existoit pas le matin et reparoissoit au retour de la fièvre. La langue se maintint toujours en bon état ; la fièvre, très-légère, continua jusqu'au onzième jour après l'opération, diminuant tous les jours d'intensité. Le douzième jour (16 mai), après un léger effort pour aller du corps, l'enfant sentit du prurit au gland, et il sortit quelques gouttes d'urine limpide par l'urètre, elles continuèrent de couler, pour la plus grande partie, par la plaie, seulement il en venoit quelques gouttes par la verge en allant du corps. On n'a jamais cessé de laver tous les jours, et continuellement le périnée, la plaie et l'anus avec une éponge fine.

Les bords de la plaie qui restoient hors de l'intestin étoient dégorgés, conséquemment elle paroissoit diminuée d'un tiers de son étendue, et arrivoit à la cicatrisation; mais comme les bords étoient un peu languissans, on y passa légèrement la pierre infernale.

Vu ces flatteuses apparences, on permit à l'enfant, outre la semoule, qui avoit déjà été portée à une dose raisonnable, un peu plus d'alimens, on lui accorda la demi et ensuite la ration entière.

Les urines continuèrent de couler par la plaie en grande quantité, il en sortoit toujours un peu plus par la verge, mais surtout lorsqu'il alloit du corps. Les urines qui venoient par l'urètre furent recueillies dans un vase de verre, et restèrent toujours très-limpides. On arriva ainsi, après avoir passé quelquefois la pierre infernale sur la plaie externe, au 26 mai, vingt-deuxième jour de l'opération; à cette époque, le malade commençoit à se promener dans la salle.

On retint le malade dans l'hôpital jusqu'au 20 juin, les urines continuoient de couler en partie par la plaie dans l'instant de leur excrétion, cependant en plus petite quantité et toujours très-limpides. Il sortit alors de l'hôpital, et nous avons su depuis que son état n'est point changé.

ORLANDI.

P. S. — Le professeur, persuadé que la fistule restée dans ce cas est née de ce que je n'ai point touché la plaie de l'intestin avec la pierre, a fait revenir l'enfant dans sa clinique cette année; au mois d'avril, il l'a soumis à de fréquentes ustions par la pierre infernale, et aujourd'hui (24 avril 1821) il est dans un état tel, qu'il laisse espérer que, dans peu de temps, il sera complètement guéri. Actuellement il ne rend pas plus de quatre ou cinq gouttes d'urine par la fistule, tandis qu'il en passe quelques onces par l'urètre.

HISTOIRE TROISIÈME.

Jean Zanelli, de St.-Terenzio, campagnard, d'un aspect cachectique, âgé de 38 ans, se présenta dans notre hôpital de Pise le 15 juillet 1820. En faisant l'histoire de ce qu'il avoit souffert et de ce qu'il souffroit encore, il décrivit tous les signes rationnels du calcul dans la vessie, il éprouvoit de vives douleurs au sommet de l'hypogastre, qui correspondoient au gland, qui augmentoient après avoir uriné, dans la marche, et encore plus dans le mouvement de la charette, voiture extrêmement dure. Dans ce moment, il souffroit de fréquens besoins d'uriner, les urines étoient muqueuses et sanguinolentes; de plus, le malade assuroit avoir vu quelquefois le cours des urines être suspendu tout d'un coup lorsqu'il urinoit à plein canal, comme si un corps eut bouché l'urètre, et recommencer ensuite librement, en changeant seulement de position.

Des interrogations faites au malade pour savoir depuis quand il souffroit ces incommodités, il résulte que, depuis la fin de mars 1818, il avoit commencé à éprouver une douleur au rein droit, d'abord légère, elle s'accrut

graduellement jusqu'au quinzième jour ; que ,
dans ce temps , il avoit eu une légère héma-
turie avee fièvre inflammatoire , dont il fut
guéri par son médecin ; que , le seizième jour,
la douleur au rein avoit commencé de diminuer , et qu'en même temps il étoit survenu
des douleurs à la vessie , de la démangeaison
au gland , etc. Ces symptômes laissoient peu
de doutes sur l'existence du calcul ; cependant le malade fut sondé , et l'on rencontra
tout de suite la pierre.

La nature de la maladie déterminée , notre
professeur ne se décida point tout de suite
pour l'opération , il fit remarquer que l'état
de la vessie ne paroissoit pas le permettre dans
ce moment.

En effet , les douleurs avoient beaucoup
augmenté pendant le voyage de 5o milles
que le malade venoit de faire sur une charette très-dure. A cela , se joignit la fièvre ,
les urines étoient chargées de sang et de mucus , et celui-ci étoit tellement altéré , qu'il
avoit l'apparence de la suppuration ; la douleur s'étendoit au rein. Le professeur prescrivit le repos parfait dans le lit, une diète
sévère , des bains tièdes matin et soir, des li-
monades légères, des fomentations émollientes

sur le bas-ventre , et enfin un calmant , composé de laudanum liquide et d'eau de cèdre simple ; il n'osa point recourir à la saignée à cause de la foiblesse. Ces secours furent administrés pendant quatre jours consécutifs sans obtenir aucune amélioration ; au contraire, le cinquième jour il survint une forte dyssenterie, qui procura au malade dix-huit ou vingt selles, par jour, muqueuses et sanguines. Les légers purgatifs, les boissons mucilagineuses, les lavemens de la même nature, furent administrés sans avantage. On recourut de nouveau aux préparations opiacées et à la racine de columbo par la bouche et en lavement. La dyssenterie , la fièvre et tous les autres accidens se montrèrent rebelles aux ressources de l'art pendant cinq jours , et l'on commençoit à craindre pour la vie du malade ; mais le dixième jour , enfin, soit par l'effet des remèdes ou par les seules forces de la nature, la dyssenterie diminua un peu , les douleurs, la fièvre , furent plus légères , et les urines moins chargées de mucus et de sang.

Le douzième jour, les évacuations alvines devinrent moins fréquentes, quoiqu'il y en eut encore sept ou huit dans la journée ; mais elles étoient moins fluides, et plus du tout sanguinolentes. Les urines étoient toujours teintes de sang , toujours chargées de mucus corrompu, les douleurs, dans l'expulsion de ce fluide, étoient toujours assez fortes pour faire jeter les plus grands cris au malheureux malade, la fièvre existoit encore , quoique moins forte.

Dans cet état de choses , il paroissoit imprudent de hasarder l'opération , mais le malade , dont les forces étoient presque éteintes, refusoit de se nourrir, et la demandoit à mains jointes. Le professeur se décida à !'exécuter, en faisant observer que cette hasardeuse ressource étoit peut-être la seule qu'on pût tenter pour sauver le malade , nous assurant que la dyssenterie , la diarrhée , les urines sanguinolentes et puriformes pouvoient venir de la seule et très-grave irritation produite par la présence du calcul dans la vessie, et que , dans cette hypothèse, le moyen le plus sûr de faire cesser tous les accidens étoit l'extraction du calcul. L'opération fut faite après avoir donné le lavement accoutumé, la partie membraneuse de l'urètre , le col de la vessie et la prostate furent incisés comme dans les cas précédens ; l'incision et l'extraction de la pierre furent très-faciles.

Le calcul étoit du volume d'un gros œuf de pigeon , à surface rugueuse ; pendant l'opération , le malade ne témoigna pas beaucoup de douleur , il ne perdit que quelques gouttes de sang , il fut mis au lit sans pansement , on prescrivit la diète , d'abondantes boissons , et vingt gouttes de laudanum pour calmer la douleur. La fièvre se fit moins sentir le jour de l'opération que les précédens ; les selles furent fluides comme à l'ordinaire , mais beaucoup plus rares , les urines passoient presque toutes par la plaie , quelque peu par la verge , et toujours exemptes de matières fécales. L'opéré assura être mieux que les jours précédens.

Le jour suivant il étoit sans fièvre ; cependant , vers les huit heures du soir , il fût pris d'un mouvement fébrile médiocre , avec tension et douleur au bas-ventre , qui dura douze heures environ , et pour lequel on joignit aux remèdes ordinaires des fomentations et huit sangsues à l'hypogastre , malgré la grande foiblesse. Les évacuations fécales étoient beaucoup diminuées , et les urines , qui , à cause de la tuméfaction des bords de la plaie , venoient en partie par l'urètre , parurent moins chargées de mucus et de sang.

Le troisième jour , le malade alla du corps

une seule fois, il rendit des matières assez denses, mais non pas figurées, parmi lesquelles se trouvoit un lombrique. La douleur du rein et de la vessie étoit beaucoup diminuée, les urines passoient en grande partie par l'incision.

Le quatrième jour, les bords de la plaie en se dégorgeant laissèrent passer presque toutes les urines par-là, et seulement quelques gouttes par la verge.

Le cinquième jour, la diarrhée avoit tout-à-fait cessé, la douleur à la vessie se sentoit seulement en urinant, les urines venoient toutes par la plaie.

Les sixième et septième jours, les urines continuèrent de venir par la même voie.

Le huitième jour, il en vint quelques gouttes par l'urètre, qui allèrent dès-lors toujours en augmentant, en sorte que le quinzième jour, il n'en venoit point par la plaie, quand le malade urinoit dans la position horizontale ; si, au contraire, il urinoit debout, il en passoit quelques gouttes.

Le seizième jour, le malade éprouva un léger œdème aux extrémités inférieures et au visage, sans qu'on en pût soupçonner la cause. On lui prescrivit des frictions, avec l'eau-de-vie camphrée, sur les parties gonflées, et répétées plusieurs fois dans le jour. Le 18 , les urines venoient toutes par la verge, même en urinant debout. Le 25, la plaie étoit presqu'entièrement cicatrisée, l'œdème cependant existoit encore. Le 30 août , l'opéré fut enfin renvoyé de l'hôpital parfaitement guéri de tous ses maux.

N. B. — Le quinzième jour, on commença de toucher l'incision , dans toute son étendue, avec la pierre infernale.

Vincent DE GIUSEPPE.

HISTOIRE QUATRIÈME.

François Donati , campagnard , âgé de 74 ans , de constitution très-robuste jusqu'à l'année 1816, commença à souffrir quelques légères douleurs à la vessie , de la cuison à la verge, et de temps en temps de la difficulté à uriner.

Le 10 juillet il arriva dans cet hôpital , où il fut visité par l'élève de service, on soupçonna sur les symptômes qu'il portoit un calcul dans la vessie ; pour s'en assurer, on sonda, mais inutilement, puisqu'il ne fut pas possible de le rencontrer. Dans les jours suivans, après plusieurs tentatives, la pierre fut enfin clairement sentie.

Ayant été averti, le professeur Vaccà sentit aussi la pierre, et se décida pour l'opération, qui fut faite en même temps que la précédente, le 1.er août ; le jour auparavant, on donna une once de crème de tartre pour purger le malade, et, peu de temps avant de l'opérer, on lui administra un lavement simple.

Les conditions dans lesquelles se trouvoit cet individu sembloient (excepté l'âge) toutes très-favorables ; il étoit bien nourri, les urines n'étoient point suspectes, et il n'avoit jamais de fièvre.

Celui-ci fut encore opéré par la même méthode que le premier ; cependant l'opération ne fut pas faite avec tant de promptitude, parce qu'après avoir introduit la tenette, au lieu de trouver un calcul unique, on en sentit plusieurs, pour lesquels il fallut introduire, à plusieurs reprises, une pince à cuilleres larges, afin de les pouvoir extraire ainsi plus vîte.

Ces petits calculs, au nombre de cinquante

environ , se ressembloient tous par la forme ,
la couleur et la consistance. Mais ils varioient
pour la grosseur , depuis le volume d'une petite noix à celui d'un pois. On retira en même
temps un petit kyste pédunculé , qui contenoit
une humeur limpide.

Aussitôt que l'opéré fut au lit , on lui prescrivit vingt gouttes de laudanum liquide dans
deux onces d'eau de cèdre , huit sangsues au
périnée , une diète sévère et de copieuses
boissons. Le jour de l'opération , vers le soir ,
il survint de la fièvre un peu forte ; avec de
la douleur et de la tension au bas-ventre ; on
tira aussitôt huit onces de sang du bras , et
on lui appliqua des fomentations émollientes
sur le bas-ventre ; les urines venoient toutes
par la plaie.

Le second jour de l'opération , vers six
heures du matin , le malade étoit complètement apyrétique : cependant , vers les onze
heures , la fièvre revint accompagnée de frissons, l'accès dura à peu près huit heures ; on
tira de nouveau dix onces de sang du bras ;
les urines commencèrent à passer en partie
par la verge.

Le troisième jour , vers midi , il fut de nouveau assailli par la fièvre avec froid ; comme on soupçonnoit qu'elle étoit de nature inflammatoire , quoiqu'il n'y eut ni douleur ni tension à l'hypogastre , on répéta la saignée ; les urines couloient presque toutes par la verge , et très-peu par la plaie ; toujours exemptes de matières fécales.

Le matin du quatrième jour , le malade fut trouvé sans fièvre ; mais il avoit la bouche amère , et il y avoit quatre jours qu'il n'alloit pas du corps ; on lui donna vingt grains de calomel , qui lui procurèrent de petites évacuations. Vers les quatre heures , la fièvre revint avec froid , l'accès fut très-fort et accompagné de délire. Vers les huit heures du soir , il fut visité par le professeur, qui, voyant l'intermittence très-manifeste qu'avoit la fièvre, l'absence de douleur et de météorisme, soupçonna une intermittente pernicieuse , et ordonna que , le lendemain matin, si le malade étoit apyrétique , on lui administrât une once de quina en substance. Les urines venoient toujours par la verge.

Le 5 au matin , il étoit tout-à-fait libéré de la fièvre , on lui donna une once de quina avec trente gouttes de laudanum liquide. Par l'usage de ces remèdes , on eut le bonheur de prévenir l'accès. Les urines commencèrent à passer partie par la verge, partie par la plaie. Le même jour, on commença à cautériser l'incision.

Le sixième jour, on administra quatre dragmes de quina en quatre prises; le malade ne sentoit qu'une légère douleur à la vessie lorsqu'il urinoit, mais, à cette époque, les urines couloient toutes par la plaie.

Le septième jour, on administra une autre demi-once de quina, et les urines continuèrent de venir, comme le jour précédent, uniquement par la plaie.

Le huitième jour, on donna encore deux gros de quina; les urines commencèrent à passer, en très-petite quantité, par la verge.

Le neuvième jour, le quina fut suspendu, et on accorda de la nourriture au malade. Depuis le neuvième au dixhuitième jour, les urines vinrent graduellement, en plus grande quantité, par l'urètre; elles y passoient toutes le vingt-unième jour.

Le vingt-cinquième jour, la plaie du sphinter, qui est toujours la dernière à se fermer, étoit presque cicatrisée.

Le trentième jour, le malade fut renvoyé de l'hôpital parfaitement guéri.

Vincent DE GIUSEPPE.

HISTOIRE CINQUIÈME.

Dominique Lorenzetti, de Massa-de-Carrare, âgé de 38 ans, chapelier de profession, d'une constitution forte, se présenta à l'hôpital de Pise le 23 septembre 1820, il se plaignoit d'une forte douleur en urinant, qui le tourmentoit depuis l'enfance, tantôt plus, tantôt moins; il sentoit une espèce de poids au périnée, et un violent prurit à la pointe du gland et à l'anus lorsqu'il urinoit; l'urine ne sortoit de la vessie qu'après de pénibles efforts, qui se renouveloient à chaque instant; le sentiment de pesanteur au périnée augmentoit par le mouvement et devenoit douloureux; enfin, à diverses époques, il avoit rendu des calculs par l'urètre.

Ces symptômes firent soupçonner la présence d'une pierre dans la vessie. Il fut alors examiné par le professeur Vaccà, qui, pour s'en assurer, introduisit un cathéter dans sa cavité ; avant d'arriver au col, il commença à sentir la pierre, sur laquelle il sembloit que la sonde parcouroit un long trajet, il en conclut qu'il existoit un calcul volumineux qu'il alloit extraire immédiatement. Il ordonna en attendant une once de crême de tartre pour évacuer les premières voies, elle produisit plusieurs selles. On prépara tout pour l'opération, et, le 24, à sept heures, elle fut faite de la manière indiquée ci-dessus.

L'incision ne présenta aucune difficulté, la pierre fut chargée avec une grande facilité, et auroit été retirée en un instant, si elle avoit été consistante ; mais étant très-friable, elle se rompit en plusieurs morceaux, ce qui força l'opérateur à introduire plusieurs fois les tenettes ; il examina avec le doigt s'il avoit extrait tous les fragmens un peu volumineux, et poussa ensuite une injection dans la vessie pour la mieux nettoyer. Le malade fut ensuite libéré et porté au lit, on lui prescrivit une saignée du bras, de quatre onces, qui fut immédiatement faite ; une diète sévère et d'abondantes boissons furent recommandées.

Le malade, quoique robuste, eut un léger évanouissement après la saignée, mais il se ranima promptement par l'usage d'un peu d'eau de cèdre simple.

Le calcul étoit d'une forme très-irrégulière; outre qu'il étoit gros comme un fort œuf de pigeon, il avoit de plus, dans la partie qui correspondoit au col de la vessie, un appendice très-long, et gros comme le petit doigt, qui s'y introduisoit, ainsi que dans le commencement de l'urètre.

Le jour de l'opération, à trois heures après midi, il survint des frissons, et ensuite un peu de chaleur, mais le pouls ne fut presque point altéré dans son mouvement; le reste de la journée et toute la nuit se passèrent tranquillement sans météorisme, sans angoisses, ni aucune douleur dans aucune partie; il vint quelques gouttes d'urine sanguinolente par la verge et une grande quantité par la plaie.

La matinée du 25, le malade alla abondamment du corps des excrémens bien digérés et moulés; il suivit pendant la journée la diète et les boissons, la plaie fut continuellement lavée avec de l'eau de mauve, les urines couloient par là en abondance et très-limpides, il n'en sortoit que quelques gouttes par la verge.

Le 26 et le 27, les frissons, le froid et la

chaleur furent plus manifestes que les jours passés ; vers le soir, il survint un peu de météorisme au bas-ventre qui cessa spontanément.

Le 28 et le 29 comme à l'ordinaire.

Le 30, la plaie étant détergée et recouverte de granulations, elle fut touchée avec la pierre infernale.

Le 1.er octobre, les urines commencèrent à couler abondamment par l'urètre ; ce jour-là, on administra un lavement, parce qu'il n'y avoit pas eu de selles, le clystère en produisit une.

Le 2, on accorda au malade demi-ration et six onces de vin ; la quantité d'urine qui passoit par la vessie augmentoit tous les jours; le reste comme à l'ordinaire.

Le 4 et le 5, à deux heures après midi, la fièvre se manifesta avec plus d'intensité, il y avoit quelques signes de gastricisme, on supposa que la fièvre en dépendoit ; on ordonna, pour le 6 au matin, une once de crême de tartre, qui ne produisit aucune évacuation ; l'on fut obligé de recourir de nouveau à un lavement composé ; ce moyen ne suffit pas non plus, et la fièvre arriva encore plus forte à la même heure.

Le 7 au matin, on administra une once et demi d'huile de ricin, elle amena quelques selles ; cependant la fièvre revint, en se présentant, comme à l'ordinaire, avec des frissons de froid, qui se terminoient par d'abondantes sueurs et une évacuation d'urines chargées ; cette fièvre se montrant du genre des intermittentes, on pensa à la traiter par le quina.

Le 8, on donna trois gros de cette écorce en poudre.

Le passage des urines par la plaie diminuoit tous les jours ; elles cessèrent entièrement d'y passer le 6 octobre ; mais le 9, pour la dernière fois, il en reparut deux gouttes de ce côté.

La fièvre, après l'usage du quina, cessa en peu de jours. L'appétit devint meilleur, on donna alors au malade la ration avec un quart de poulet.

La pierre infernale fut journellement passée sur la plaie, qui se ferma promptement ; les forces étant revenues à notre malade, il parti de l'hôpital parfaitement rétabli le 27. Il y avoit quelques jours que la guérison étoit complète, mais l'inconstance de la saison ne lui permit pas de partir plutôt.

ORLANDI.

SIXIEME HISTOIRE.

Dans la matinée du 13 octobre 1820, Magdeleine Baroni, de Vecchiano, présenta à l'hôpital de Pise Ange Resti, des enfans-trouvés, âgé de 2 ans, son nourrisson ; elle raconta que, depuis quinze jours, cet enfant souffroit beaucoup en urinant. Il étoit bien nourri, et, sans aucun vice général apparent, il mangeoit et tetoit avec grand appétit ; il marchoit depuis long-temps sans aucun secours.

La nourrice interrogée dit que, depuis qu'elle avoit reçu cet enfant, il n'avoit jamais uriné qu'à goutte et sans jet, qu'il n'avoit cependant pas témoigné de douleur, que seulement, depuis quinze jours, il paroissoit souffrir beaucoup, puisque toutes les fois qu'il lui venoit l'envie d'uriner, il se mettoit à crier et à pleurer, se frottoit la verge, se jetoit à terre, croisoit les cuisses, et, après de grandes douleurs, urinoit quelques gouttes. On le sonda, et l'on rencontra tout de suite un calcul.

Le professeur Vaccà averti, il s'assura lui-même de l'existence du calcul, il décida d'opérer le lendemain, ordonna pour purgatif quatre grains de calomel, qui produisit quelques évacuations.

Le 14 octobre, à six heures du matin, on administra un lavement, et, à sept heures, le professeur exécuta l'opération en suivant sa méthode ordinaire.

L'incision et l'extraction de la pierre furent également faciles; la pierre avoit dix lignes de long et trois de hauteur et de largeur; il sortit à peine quelques gouttes de sang. L'opération terminée, on fit une injection d'eau émolliente dans la vessie; le malade fut mis au lit, et ne reçu que le lait de la nourrice pour aliment, il usa d'abondantes boissons.

Environ midi, il y eut quelques frissons et un peu de fièvre ; on ordonna trois sangsues qui furent appliquées auprès de l'anus. Le soir, la fièvre disparut, le malade étoit gai, et sembloit n'avoir point souffert. Pendant le jour, les urines coulèrent toutes par les voies naturelles.

Le 15, il ne parut point de fièvre, la diète fut continuée, le petit malade but beaucoup, et les urines coulèrent en grande abondnnce par la verge. Il en fut de même le 16 et le 17.

Le 18, soit le quatrième jour depuis l'opé-retion, la plaie étoit bien détergée et en partie réunie, mais il y passa trois ou quatre gouttes d'urine très-limpide pendant que le malade urinoit.

Le 19, on accorda un peu de nourriture; jusques-là, l'opéré n'avoit pris que le lait de sa nourrice; les urines continuoient de passer, en grande quantité, par la verge, tandis qu'il en tomboit quelques gouttes par la plaie, seulement lorsqu'il urinoit.

Le 20, il rendit beaucoup de matières liquides; du reste, il étoit comme à l'ordinaire.

Le 21, les selles continuant, on lui donna six grains de calomel, ce qui lui fut utile. On passa la pierre infernale sur la plaie.

Le 22, comme à l'ordinaire, les évacuations continuèrent.

Le 23, à la fin du neuvième jour, on ne vit plus sortir d'urine par la plaie, en observant avec la plus grande attention; elle étoit presque fermée, cependant on passa la pierre infernale sur ce qu'il en restoit.

En observant avec soin le malade jusqu'au 26, on ne vit plus sortir d'urine par la plaie; mais il continuoit d'avoir la diarrhée.

A la fin du quatorzième jour de l'opération, notre petit opéré se trouvoit parfaitement guéri. Pendant tout le temps de sa guérison, les urines ont été claires; il a toujours uriné

par la verge, il n'est passé que quelques gouttes
d'urine par la plaie pendant les cinq premiers
jours, et seulement lorsqu'il urinoit; il n'a eu
qu'un seul accès de fièvre ; il a toujours témoigné un grand désir de manger, et n'est
point resté continuellement au lit ; la diarrhée
a été le seul accident qui l'ait tourmenté, et
nous avons ensuite trouvé la cause de cette
affection dans la sortie de deux dents molaires,
après laquelle la diarrhée a cessé.

Le 28, l'enfant quitta l'hôpital parfaitement
guéri.

ORLANDI.

Aux six observations que je viens de rapporter, je puis en joindre d'autres très-inté-
ressantes, et je commencerai par une du docteur Farnèse, chirurgien, exerçant à Milan,
déjà connu par quelques productions. Il a eu
la complaisance de me permettre de faire usage
de cette observation qu'il n'a pas encore pu-
bliée. Mais comme il m'avertit qu'il a con-
signé un mémoire, étendu et détaillé, sur la
taille recto-vésicale, à l'Institut royal des
sciences, lettres et arts de Milan, en attendant que cet ouvrage soit rendu public, je me
contenterai de rapporter que le docteur Far-

nèse fit l'opération à Louis Pacini, de Bus-
dagno, d'un bon tempérament, àgé de 5o ans
environ, en présence des docteurs Andreazzini
et Barsotti, le dernier desquels suivit ensuite
à la cure du malade. Dans l'opération, il n'incisa point le bas-fond de la vessie, mais son
col, l'urètre et la prostate ; il retira ensuite
avec facilité une pierre de figure ovale, un peu
applatie, pesant une once et douze deniers.

Les symptômes qui survinrent après l'opération restèrent très-légers, et furent combattus par une diète rigoureuse, d'abondantes
boissons, des purgatifs huileux, etc.

Il ne parut point d'excrémens par l'urètre ;
pendant dix ou douze jours, toutes les urines
passèrent par l'anus ; depuis lors, elles commencèrent à passer par l'urètre. La plaie fût
souvent touchée avec la pierre infernale, et
se cicatrisa parfaitement en trente-trois jours.

M. Geri, professeur de clinique dans l'université de Turin, a aussi exécuté, et toujours
avec succès, deux tailles recto-vésicales. Je sais
qu'il a publié, dans un Journal chirurgical qui
s'imprime dans cette ville, ces deux cas ; je sais
aussi qu'il s'est servi d'un procédé opératoire
qui lui est propre, mais malheureusement je
n'ai pas encore pu voir cet ouvrage. Je sais ce-

pendant que, dans le premier cas , il a taillé
le bas-fond de la vessie , et que les excrémens
sortirent par l'urètre, mêlés avec l'urine ; malgré
cela , le malade guérit parfaitement dans un
temps assez court. Je sais que le second opéré
est aussi guéri ; mais j'ignore si chez celui-ci
le bas-fond a été incisé , et s'il est rien arrivé
de remarquable après l'opération.

Des deux opérations, faites par la taille recto-
vésicale, du professeur Barbantini , une a été
rendue publique ; il faut remarquer qu'il pût
extraire un énorme calcul sans le rompre, par
la voie de l'intestin. Il incisa le bas-fond de
la vessie ; et respecta le col , l'urètre et la prostate. Les excrémens passèrent dans la vessie,
et , malgré une grave affection de cet organe ,
le malade guérit, mais avec une fistule urinaire.

La seconde opération , le professeur Barbantini la pratiqua sur un homme d'un certain âge , plus pour éloigner le reproche de
n'avoir pas tout tenté pour sauver le malade ,
qu'avec l'espérance d'obtenir une terminaison
heureuse ; car plusieurs raisons faisoient craindre qu'il exista une affection organique grave
des parois de la vessie. Il opéra en incisant le
bas-fond , retira la pierre , et trouva la vessie
très-malade. Malgré cela , les symptômes fu-

rent légers les deux premiers jours , puis survinrent ceux d'une péritonite , et le malade
périt. Les urines vinrent encore dans ce cas
chargées d'excrémens. L'ouverture du cadavre
confirma la préexistence d'une grave affection
de la vessie et le passage des matières stercorales dans sa cavité.

Il est donc prouvé, par toutes les observations qu'on connoît sur cet article , que le passage des matières stercorales de l'intestin dans
la vessie arrive quand on taille le bas-fond ,
et qu'on respecte l'urètre , le col et la prostate , comme nous l'avons précédemment as-
suré , et que jamais , jusqu'à présent , les excrémens n'ont passé dans la vessie , quand on
a épargné le bas-fond et incisé le col, comme
l'a fait le docteur Farnèse , comme je l'ai constamment pratiqué.

Histoire de Pierre dans la vessie compliquée
avec la grossesse.

Anunciade Lazzeri , de St.-Prosper , âgée
de 26 ans , née de parens sains , d'un tempérament robuste, grosse d'environ trois mois, est

admise, le 18 décembre 1820, dans l'institut de clinique externe dirigé par le professeur Vaccà.

Il y a trois ans que cette femme éprouva de la difficulté pour uriner, cette difficulté fut surmontée par l'usage des bains tièdes, qui aidèrent la sortie de quelques calculs qui en étaient évidemment la cause ; elle avoit aussi été assaillie, il y a peu de temps, par une pleurésie, dont elle a été guérie sans conserver aucune trace de la plus légère infirmité. Le reste de son existence avoit été exempt d'aucune infirmité. Il y avoit plus de deux mois qu'elle étoit tourmentée par des douleurs à l'hypogastre, qui s'étendoient à la cuisse droite et l'engourdissoient ; ces douleurs avoient toutes les apparences d'une colique neffrétique. La malade attribuoit ces accidens à sa grossesse qui étoit déjà avancée ; dans le troisième mois, ils augmentèrent, et rendirent l'expulsion des urines plus difficile ; cela étoit peut-être dû à l'arrivée de nouveaux calculs dans la vessie, qui, en l'irritant par leurs pointes, y causoient de violens et continuels spasmes. Ces maux avoient forcé cette femme à se rendre, pour la première fois, à l'hôpital le 14 novembre ; elle avoit été déterminée par la certitude que lui avoit donné son chirurgien, que sa grossesse étoit compliquée de la présence d'une pierre dans la vessie.

Notre professeur, en examinant soigneusement la malade, sentit la pierre avec la sonde.

Il fit observer aux jeunes médecins dont il étoit environné, que la grossesse de cette malheureuse rendoit son état beaucoup plus grave et plus dangereux, et qu'on ne pouvoit pas prendre une résolution sans courir le risque d'errer. Remettre l'opération après l'accouchement, pouvoit donner lieu à l'augmentation du volume de la pierre, à une plus grave affection des parois de la vessie, dont la sensibilité étoit déjà portée au point de faire éprouver de violentes douleurs dans l'expulsion de l'urine et des excrémens, dans les plus petits mouvemens du corps, et même dans le repos parfait.

Ces douleurs aiguës, en causant de violens et fréquens efforts pour uriner, privoient la malade de sommeil, altéroient ses digestions, et rendoient tous les jours son état général plus mauvais. Une semblable irritation dans le voisinage de l'utérus, à un organe comme la vessie, pouvoit causer un avortement d'autant plus facilement, qu'elle excitoit de violentes contractions des muscles du bas-ventre et du diaphragme.

Il faut joindre à cela la possibilité de voir la pierre augmenter assez pour opposer quelque obstacle au passage du fœtus à travers le bassin.

Mais si toutes ces raisons pouvoient porter à opérer tout de suite, d'un autre côté, l'opération pouvoit accélérer l'avortement, qu'on devoit craindre, par la frayeur qu'inspireroit à la malade l'aspect d'une aussi grave opération, et par l'irritation et l'inflammation de la vessie et des parties voisines qui pouvoient en être le résultat. Si l'avortement avoit lieu après l'opération, il pouvoit être suivi des plus graves conséquences en se combinant avec la blessure de la vessie. Comme, d'ailleurs, l'impossibilité de calmer tous les accidens qui naissoient de l'extrême irritation de la vessie, et dont on craignoit spécialement les conséquences, n'étoit pas démontrée, le professeur se décida pour cette tentative ; il prescrivit une nourriture sobre et rafraîchissante, des bains tièdes, le repos parfait, les boissons délayantes, et des opiacés, soit par la bouche, soit en lavement. Ce système, suivi pendant quelques jours, n'ayant produit aucun bon effet, le professeur proposa l'opération que la malade n'accepta point. Elle quitta l'hôpital; mais elle ne tarda pas beaucoup à y revenir, poussée par des souffrances qui lui rendoient l'existence insupportable. Dans cet état de choses, le professeur n'éprouva plus aucun doute sur le parti qu'il devoit prendre, et l'opération que cette malheureuse réclamoit maintenant à mains jointes fut décidée.

Il restoit à choisir la méthode par laquelle on devoit l'exécuter. Le professeur fit sentir à ses élèves qu'il auroit volontiers tenté l'incision du bas-fond de la vessie, méthode qui lui sembloit la plus convenable, parce qu'elle pouvoit donner un libre passage à de grosses pierres, sans exposer à l'hémorragie ni aux épanchemens urineux, sans découvrir le péritoine, sans exposer à la paralysie du col de la vessie; mais il craignoit l'état de grossesse. Une plaie de la vessie communiquant dans le vagin, le sang, en cas d'avortement, sortant abondamment de l'utérus, ne pouvoit-il pas passer dans sa cavité ainsi que les lochies? Dans ce doute, il préféra la méthode du professeur Dubois, parce qu'il pensoit que la pierre étoit d'un petit volume. Il avoit été conduit à cette fausse supposition par la difficulté

7

qu'il éprouvoit à la rencontrer avec la sonde par l'urètre, et avec le doigt du côté du vagin ; enfin, par le récit de la malade, dont il résultoit que les douleurs avoient paru depuis peu de temps.

L'incision fut pratiquée avec la plus grande facilité, mais l'extraction de la pierre fut longue et très-laborieuse. Il semble que cette grande difficulté provenoit, 1.° de ce que la pierre se présentoit toujours par son grand diamètre ; 2.° de l'extrême contraction des parois de la vessie sur le calcul, et de celle des muscles du bas-ventre et du diaphragme, que cette malheureuse, mise hors d'elle-même par la frayeur, ne cessa de faire agir, criant comme une forcenée, malgré les prières et les menaces de l'opérateur : ces contractions empêchoient les cuillers de la tenette de passer librement entre les parois de la vessie et la pierre pour la charger convenablement ; 3.° de la friabilité de la première couche de la pierre qui, en se rompant, fit échapper la pince à plusieurs reprises. Enfin, après plusieurs tentatives, le calcul fut extrait, et on poussa avec force une injection d'eau tiède dans la vessie pour la laver et pour la débarrasser des petits fragmens, résultats de la fracture de la couche externe de la pierre,

La malade remise au lit , on lui prescrivit quinze gouttes de laudanum , une saignée de douze onces , de continuelles fomentations tiè-des à la région hypogastrique , et une abondante limonade pour boisson.

La matinée se passa sans le plus petit accident. Après-midi , il survint du vomissement ; les mouvemens du fœtus furent suspendus ; le soir , parut un peu de fièvre avec de la chaleur , et une douleur au côté gauche de l'hypogastre. On appliqua tout de suite six sangsues à cette région , et on prescrivit trente gouttes de laudanum pour le courant de la nuit.

La malade fut soulagée , elle passa la nuit assez tranquille , et le lendemain matin elle avoit une fièvre légère. Il y avoit un peu de météorisme au bas-ventre , mais il n'étoit point douloureux sous la pression de la main. On continua les fomentations et la boisson acidulée , sans y rien joindre de nouveau.

Le 22, il y eut un soulagement très-notable ; le météorisme avoit complètement cessé , la malade étoit presque apyrétique, il y avoit peu de douleur , mais la langue étoit blanchâtre. On suivit les mêmes prescriptions ; en y ajoutant un lavement pour rafraîchir les intestins ;

on ne sentoit point alors les mouvemens du fœtus.

Le 23 ,. l'amélioration étoit plus sensible, les urines couloient sans difficulté , et avec peu de douleur , le météorisme étoit nul , il restoit un peu de fièvre. Le lavement avoit produit des évacuations fluides et puantes ; les mêmes prescriptions furent faites. La malade sentit après le dîner les mouvemens du fœtus ; la nuit se passa très-tranquillement.

Le 24 , l'état est toujours plus satisfaisant, la fièvre parut à peine.

Le 25 , envies de vomir, et vomissement de matières bilieuses ; les urines furent sédimen-teuses, et charièrent quelques petits fragmens de pierre.

Le 26 , on donna une once et demi d'huile de ricin à cause de la dyspepsie dont la ma-lade se plaignoit ; le purgatif produisit d'abon-dantes évacuations alvines avec avantage.

Le 27, les mouvemens du fœtus furent plus manifestes, la fièvre cessa , et les urines con-tinuèrent de charier du sable.

Le 28 , il n'y eut rien de nouveau.

Les 29 , 30 et 31 n'offrirent rien de remar-quable.

Le 1.ᵉʳ janvier 1821 , les urines couloient

comme à l'ordinaire, involontairement et avec un sentiment de chaleur ; il y avoit toujours une légère dyspepsie.

Le 2, elle s'accrut, peut-être étoit-elle en partie due à la grossesse et en partie aux désordres dans le régime que cette femme se permettoit, malgré toutes les attentions ; il s'y joignit de la constipation ; on usa de légers purgatifs.

Le 3, les prescriptions sont à peu près les mêmes.

Les 4, 5 et 6, rien de nouveau ; les urines sont plus sédimenteuses, et coulent toujours involontairement, cependant avec moins de douleur.

Les 7, 8, 9 et 10 n'offrent rien de particulier. Depuis ce moment jusqu'au 1.er de février, époque de la parfaite guérison, il n'y eut rien de remarquable ; les urines devinrent limpides, coulèrent sans douleur, mais toujours involontairement lorsque la femme étoit debout ; les forces se rétablirent, et il ne resta que les inconvéniens de la grossesse et l'incontinence d'urine.

Benedict TROMPEO.

La pierre avoit une forme ovoide, un peu applatie sur les côtés ; elle avoit vingt-une lignes dans son plus grand diamètre et dix-sept

dans le plus court. Quoique blanche , elle étoit
couverte de beaucoup d'aspérités , qui appar-
tenoient toutes à une couche externe friable.
Débarrassée de cette couche, qui n'étoit épaisse
que d'une demi-ligne dans quelques points ,
et d'une ligne dans d'autres, sa couleur varioit
en devenant plus foncée , et sa superficie restoit très-lisse.

On observe dans cette pierre une chose singulière que je n'avois jamais vu auparavant.
Dans une de ses faces, où la pince avoit
enlevé la première couche , elle présentoit une
légère fissure ovale , qui circonscrivoit et en-
fermoit une portion de pierre qui se détacha
par un léger effort du reste du calcul. On put
alors s'apercevoir que ce n'étoit pas une légère squamme , mais une grosse portion qui
s'étoit détachée d'un petit noyau qui formoit
le centre du calcul. Le petit noyau présentoit
une superficie quasi-plane; le morceau déta-
ché avoit, du côté qui lui correspondoit, une
cavité marquée , d'où il est évident qu'il
restoit un vide entre ces deux superficies. Il
paroît donc qu'un fluide aériforme s'est formé
dans le centre de la pierre , et qu'il a poussé
en dehors la portion de calcul qui s'enlevoit.

La tenette peut rompre et rompt souvent

les pierres dans la vessie , mais la fracture décrite ne peut , comme chacun le voit , être
attribuée à la tenaille ; d'où il paroît que ,
dans quelques cas très-rarès , il n'est pas impossible que la pierre se brise spontanément
dans la vessie.

Il est peu probable qu'une pierre du volume de celle-ci n'ait pas commencé à se former avant l'époque à laquelle cette femme disoit avoir commencé à souffrir des incommodités en urinant ; il est très-probable , au contraire , que notre patiente ne s'apercevoit pas
qu'elle avoit une pierre tant que ce calcul fut
lisse, et souffrit horriblement lorsque la couche
rugueuse se forma.

J'ai vu une fois arriver le phénomène contraire , c'est-à-dire des symptômes très-violens
produits par un calcul inégal , s'alléger et diminuer de manière à faire croire à la disso-
lution du calcul, parce qu'une couche de substance lisse s'étoit formée sur celle qui étoit
inégale, et en avoit couvert les pointes. C'est
peut-être des faits de cette nature qui ont
accrédité les remèdes , non-seulement auprès
des malades ; mais encore aux yeux des hommes de l'art.

SECOND MÉMOIRE.

Sɪ des succès non interrompus, obtenus pendant un certain temps par un mode particulier d'opérer, étoient un argument sûr en faveur de la méthode employée, je pourrois répondre aux objections qui ont été faites à mon
mémoire sur la taille recto-vésicale, en publiant de nouvelles observations, qui, comme
les premières, semblent montrer l'excellence
de cette opération.

Mais nous voyons qu'en suivant des méthodes vicieuses et généralement réprouvées,
on peut obtenir des succès dans des circonstances favorables ; qu'une méthode défectueuse, par la difficulté qu'elle présente dans
son exécution, peut devenir utile dans les
mains d'un très-habile opérateur, et n'être pas
adaptée à la capacité ordinaire des chirurgiens ; enfin, je suis disposé à convenir que

toutes les observations publiées sur la taille
recto-vésicale, jointes à celles que je publierai
avec cet écrit, bien que nombreuses, ne le
sont pas encore assez pour exclure d'elles-
mêmes tous les doutes : aussi je me crois obligé
de répondre aux objections qui ont été faites
à ce procédé opératoire par M. Geri, professeur de clinique dans une des universités
les plus renommées ; il ne peut être taxé
de prévention, puisqu'il fût un des premiers
à essayer la nouvelle méthode, qu'il ne se
contenta pas d'une seule épreuve, qu'il a cru
établir ses objections sur ses propres observations, et que, pour rendre son jugement
encore plus puissant, il l'a appuyé de celui
du plus illustre chirurgien de l'Italie.

J'avoue que l'opinion de ce grand homme
m'auroit fait trembler pour la taille recto-
vésicale, si je n'avois pas été rassuré par
l'idée que l'infaillibilité n'est pas un des attri-
buts de l'humaine nature, et que les hommes
les plus grands, les génies les plus sublimes,
ne sont pas toujours au-dessus des effets de
la prévention.

Pour répondre avec le plus d'ordre possible à ce qui a été écrit sur ce sujet, pour répandre la plus grande lumière sur une ques-

tion qui intéresse autant le bien de l'humanité , je ferai, premièrement, voir, en trans-
crivant ce qu'a écrit M. Geri, que la méthode
qu'il a suivie diffère essentiellement de la
mienne ; secondement , que sa méthode est
très-vicieuse , que c'est aux vices de la méthode que cet excellent chirurgien doit toutes
ses disgrâces (tant il est vrai que l'habileté
ne suffit pas toujours pour faire triompher un
mauvais procédé opératoire); troisièmement,
que je ne dois point mes succès à des combi-
naisons heureuses , ni à cette habileté extraordinaire dont M. Geri me fait l'honneur de me
croire pourvu , mais bien au mode simple et
très-facile par lequel j'exécute l'opération ;
quatrièmement, enfin, j'examinerai sur quels
fondemens est basé le grave jugement de
Scarpa , et j'essayerai de prouver que ce professeur a donné trop d'importance à quelques
légers défauts, et n'a donné aucune valeur à des
avantages qui en ont une grande aux yeux de
M. Sanson et aux miens.

Voyons la description du procédé opératoire de M. Geri. Je ne parle point du procédé qu'il employa pour la première opération, parce que l'ayant trouvé d'une exécution
trop difficile , il ne s'en servit plus.

« Le malade (1) placé dans la position or-
« dinaire, et le cathéter mis dans la vessie,
« j'introduisis dans le rectum, à la hauteur de
« trois pouces et demi, ou plus, un conduc-
« teur, ou, pour dire mieux, un dilatateur
« de métal fait exprès, de la forme à peu près
« de ceux dits gorgerets, mais plus grand
« qu'eux, large d'un pouce et trois quarts à
« sa base, ayant les bords un peu recourbés
« dans le sens de la largeur. La face concave
« du dilatateur regardoit en haut ; il étoit
« tenu ferme par un assistant, au moyen d'un
« manche long de plus de six pouces, qui naît
« de sa base à cinq ou six lignes de l'angle
« d'union de cette base avec le bord qui re-
« garde la fesse gauche, courbé de manière
« à pouvoir s'adapter à la forme de la fesse,
« et qui a une direction un peu oblique de
« haut en bas.

« L'intestin ainsi distendu, et sa face in-
« terne mise en évidence dans la partie anté-
« rieure, je taillois d'un seul coup la mu-
« queuse et les sphinters, en glissant de dehors

____

(1) *Voy.* le Répertoire médico-chirurgical de Turin,
n.º 11, p. 165.

« en dedans un couteau à tranchant convexe,
« émoussé à la pointe, également fait exprès;
« ensuite, par une seconde incision, pratiquée
« à l'aide du cathéter, dans la portion mem-
« braneuse de l'urètre et dans le col de la
« vessie, de la longueur de dix lignes à peu
« près, j'obtins un espace suffisant pour in-
« troduire facilement les tenettes et extraire
« une pierre grosse comme un œuf d'oie,
« mais un peu applatie. L'opération, qui ne
« pouvoit être faite ni plus vîte ni avec une
« plus grande précision, fut à peine san-
« glante. »

Le long et gros dilatateur de l'anus est un
instrument dont je n'ai jamais fait usage, je
n'ai jamais poussé un couteau de dehors en
dedans dans le rectum, sans le guider sur le
doigt ou le cathéter. On ne voit point, dans
la description ci-dessus, si, dans la seconde
incision, M. Geri porte le couteau de dehors
en dedans, ou de dedans en dehors, ou, pour
être plus clair, s'il le conduit de l'urètre vers
le col de la vessie, ou du col vers l'urètre.
Il a négligé de le dire, et cette omission est
très-importante, parce que, dans le premier
mode, l'intestin s'incise probablement un peu
plus haut que le col ou le bas-fond de la vessie,

ou au moins à la même hauteur, et que, dans le second, l'incision de la parois de l'intestin peut rester, si le chirurgien le veut, plus basse que celle du col ou du bas-fond de la vessie.

Aussi quoiqu'il nous assure être arrivé dans cet organe par la voie du col, en faisant une incision de dix lignes dans la partie membraneuse de l'urètre et au col de la vessie, il y a de bonnes raisons de soupçonner qu'il fût induit en erreur par quelque fausse apparence, puisque les résultats de ses opérations ressemblent à ceux qui s'observent après l'incision du bas-fond.

Dans le fait, chez les opérés de ce chirurgien (excepté chez l'enfant qui mourut peu d'heures après l'opération) les matières alvines passèrent dans la vessie, comme il est toujours arrivé, à tous les individus, chez lesquels le bas-fond avoit été incisé de manière à ne pas former avec les parois de l'intestin une valvule assez étendue pour empêcher la communication de la cavité de l'intestin avec celle de la vessie. Ce qui est plus important, c'est que, dans le seul cas dans lequel il put vérifier, par l'ouverture cadavérique, ce qui avoit été incisé dans l'opération, il trouvât le péritoine blessé.

Il est donc prouvé que M. Geri coupe le bas-fond de la vessie, tandis que j'incise le col, que par conséquent nos méthodes ne se ressemblent point, ni par les instrumens adoptés, ni par la manière de s'en servir, ni par les parties incisées ; d'où il est évident que les objections que M. le Professeur m'a faites ne s'appuyent point sur des observations pratiques, mais sur des opinions théoriques que j'examinerai plus bas.

Les vices du procédé opératoire de M. Geri sont extrêmement évidens : lui, comme nous l'avons observé, emploie un gorgeret particulier. Les observations de Dupuytren, de Farnèse, de Giorgi et les miennes prouvent son inutilité, et la raison et l'expérience ses inconvéniens.

En fait, la raison nous avertit qu'il n'est pas possible d'introduire à une si grande hauteur un instrument aussi gros, sans incommoder beaucoup le malade, sans employer dans l'introduction et l'ajustement de cet instrument un temps plus long que le peu d'instans qui sont nécessaires pour accomplir l'incision et introduire les tenettes dans le procédé que j'ai décrit ; que maintenir à une si grande hauteur dans l'intestin, pendant un temps long, un corps étranger et volumineux, c'est rendre plus probable l'expulsion des ex-crémens pendant l'opération ; inconvénient que M. Geri a observé si souvent, et qu'il craint si fort.

L'expérience nous a montré qu'en se servant de cet instrument, il est survenu des acci-dens tout-à-fait nouveaux dans l'histoire de la taille recto-vésicale ; accidens d'autant plus effrayans qu'ils sont survenus dans les mains de M. Geri, lequel les rapporte avec une fran-chise vraiment digne de louange. Dans le ca-davre de l'enfant mort au milieu des angoisses vingt-quatre heures après l'opération, il trouva la partie membraneuse de l'urètre, le col de la vessie incisés et le péritoine ouvert, là où il abandonne le rectum pour recouvrir la vessie, ouverture qui établissoit une communication entre la cavité du bas-ventre et celle de l'in-testin. Il trouva le rectum imparfaitement in-cisé, puisque la plaie étoit interrompue par un pli formé d'une portion d'intestin non coupé. (1) Le gorgeret n'avoit donc pas servi, ni à tendre suffisamment l'intestin, car il auroit

---

(1) *Voy.* le Répertoire médico-chirurgical de Turin, n.° 18, p. 377.

été exactement coupé, ni à fixer le couteau
dans son cours, puisque les parties qui de-
voient être respectées ont été blessées (1).

Quoique M. Geri ne nous ait pas dit à quelle
hauteur il porte son incision, plusieurs raisons me font croire qu'il l'a porte trop haut,
1.° parce que l'incision que je propose et que
j'exécute ne lui semble pas suffisante, quoiqu'elle s'étende un pouce dans l'intestin; 2.° parce qu'il pousse son gorgeret à trois pouces et
plus dans l'intestin, hauteur à laquelle il ne

---

(1) M. le professeur Geri, qui n'a pas suffisamment
considéré les vices inhérens au procédé opératoire qu'il
a suivi, conjecture que l'incision du péritoine a été la
conséquence d'une disposition vicieuse de cette membrane. Ecoutons ses expressions : « Le pli du péritoine
« devoit donc se trouver beaucoup plus bas qu'à l'or-
« dinaire. De fait, examinant la vessie avant de l'ex-
« traire du bassin, elle sembloit toute enveloppée jus-
« qu'à son col dans cette membrane. » Partant de con-
juctures et non de faits (puisqu'il ne dit pas que le péritoine se trouvoit, mais qu'il devoit se trouver, ni que
la vessie étoit enveloppée, mais le paroissoit); j'ose
douter de l'existence d'une semblable disposition, pour
moi tout-à-fait nouvelle dans l'histoire des aberrations;
de plus, je pense que lors même qu'elle se rencon-
treroit, le péritoine pourroit rester intact avec la méthode que je propose.

seroit certainement pas nécessaire de la porter, s'il vouloit seulement fendre la portion
du rectum qui est immédiatement derrière,
je ne dis pas le col, mais le bas-fond de la
vessie; 3.° parce que ses malades ont éprouvé
des symptômes graves, semblables à ceux qui
naissent généralement dans les blessures des
intestins.

L'incision de l'intestin poussée aussi haut est
beaucoup plus dangereuse, non-seulement par
les rameaux artériels qu'elle peut intéresser,
mais spécialement parce que le rectum par-
ticipe d'autant plus de la nature des autres
intestins, qu'il est pris plus loin de l'anus;
c'est pourquoi il n'est pas étonnant que de
graves symptômes d'altérations intestinales se
soient présentés chez les opérés de M. Geri.
L'incision aussi prolongée rend possible la
blessure du péritoine et celle du bas-fond de
la vessie ; de la première de ces blessures naît
une plus grande chance de mort, de la seconde
résulte, comme nous l'avons dit plusieurs fois,
la facilité du passage des matières stercoracées
dans la vessie ; ce passage donne lieu à une
plus grande irritation de la vessie elle-même,
irritation capable de se communiquer aux petits intestins et à tout le système, et de na-

ture à faire naître tous les accidens que M. Geri a observé chez ses malades. L'incision du bas-fond de la vessie rend peut-être encore plus probable le danger de la fistule et la guérison plus tardive. D'après tout cela, il ne faut plus être étonné si des cinq opérés de M. Geri, celui chez lequel le péritoine a été ouvert a péri, et si trois autres sont restés fistuleux, après avoir souffert de graves accidens.

De ce qui a été dit jusqu'ici, il me paroît résulter que le procédé opératoire de M. Geri n'a rien de commun avec le mien, que ce n'est pas celui recommandé par M. Sanson, qu'il a des défauts graves qui lui appartiennent exclusivement.

A présent, il me reste à démontrer que mes succès sont dus uniquement à la méthode que je suis, ce qu'il me sera facile de prouver, en faisant voir le peu de valeur des objections qui ont été faites à mon mémoire, et en rappelant rapidement les solides avantages de la taille recto-vésicale.

Pour ne point m'exposer à altérer, dans la plus petite partie, les objections de M. Geri, je rapporterai exactement ses expressions (1).

____

(1) *Voy.* le précité Répertoire, n.° 18, p. 278.

« 1.° Si l'on pénètre dans la vessie par l'urè-
« tre , on incise inévitablement un des con-
« duits éjaculateurs , et l'on court encore le
« danger de voir le second endommagé par
« l'inflammation secondaire, quelquefois même
« par le couteau , à cause de la grande proxi-
« mité de leurs ouvertures , qui se trouvent ,
« comme chacun le sait, aux côtés de l'émi-
« nence *veru montanum.*

« 2.° Pour peu que la pierre soit volumi-
« neuse , la déchirure de la prostate devient
« inévitable, déchirure dont la conséquence
« est souvent la suppuration, et toujours une
« induration plus ou moins considérable des
« parties divisées, qui empêche les progrès et
« le régulier développement des jeunes gens.

« 3.° Le col de la vessie et la partie mem-
« braneuse de l'urètre ne sont pas aussi voi-
« sins de l'intestin rectum que le bas-fond,
« et la sensibilité de ce col est considérable-
« ment plus exaltée par ce mode d'opérer que
« par la méthode ordinaire, ce qui est prouvé
« par la très-vive douleur que presque tous
« mes malades ont éprouvée dans le gland,
« soit parce que le nerf honteux est plus dé-
« chiré ou tiraillé en opérant de cette manière
« que par les autres méthodes, soit parce que

« l'urètre se trouve plus sensible dans la partie
« occupée par le *veru montanum* qu'ailleurs.
« Aux altérations organiques de ce corps et
« de la prostate, nous devons joindre la diffi-
« culté de rejeter les urines, la disposition à
« l'ischurie, l'impuissance et la récidive du
« mal primitif.

« 4.º La blessure de l'intestin ne fut ja-
« mais considérée comme une légère infir-
« mité, il n'est pas croyable que celle de l'ex-
« trémité du rectum soit toujours d'une bien
« moindre importance ; quoiqu'habitué à l'im-
« pression des matières fécales, il conserve
« peut-être une sensibilité égale, si ce n'est
« plus grande, que celle des autres intestins :
« l'action prompte d'une simple tente, la coli-
« que, la diarrhée et l'ischurie qui suivent
« l'opération de la fistule en sont la preuve ;
« mais l'argument le plus probant, nous le
« tirons de nos opérés eux-mêmes. En exa-
« minant les histoires du célèbre professeur
« italien, il sera facile de voir qu'il y parle
« continuellement de météorisme, de diarrhée
« opiniâtre, de tranchées et de borborygmes.

« 5.º La fièvre intermittente, irrégulière,
« est aussi un symptôme entièrement dépen-
« dant de l'irritation intestinale, puisque,

« malgré l'emploi répété du quina , elle ne
« diminue point jusqu'à la cessation de celle-
« ci ; telle fut du moins la marche que j'ai ob-
« servée dans mes malades. Ce nouveau phé-
« nomène de la lithotomie appartient unique-
« ment à la taille recto-vésicale ; il me paroît
« mériter l'attention des médecins , pour la
« lumière qu'il doit répandre sur l'étiologie des
« fièvres intermittentes. »

M. Geri assure , 6.° qu'on ne peut pas accomplir l'opération avec une aussi petite incision que celle que je recommande ; 7.° que
les sangsues sont un moyen disproportionné
à la gravité de la flogose ; que l'irritation oc-
casionnée par leur piqûre est un inconvénient peut-être supérieur au soulagement ; que
l'épouvante que ce moyen produit chez les enfans peut faire naître de terribles accidens ner-
veux ; 8.° que l'application de la pierre infernale doit produire de l'irritation , parce qu'elle
ne se peut faire sans courir le risque d'offenser
les parties voisines , et l'irritation qu'elle produit doit accroître ou faire naître la diarrhée,
réveiller la fièvre , etc. ; 9.° que le chirurgien
est exposé , dans cette méthode , à se voir
obligé d'interrompre l'opération par des déjections alvines , liquides et abondantes; 10.° que

les malades guérissent plus tard en opérant par la méthode que j'ai décrite ; et, suivant M. Geri, cette vérité est prouvée par mes propres observations.

La première objection est du professeur Scarpa ; j'y répondrai dans un autre endroit de cet écrit.

Dans la seconde, M. Geri semble avoir oublié que l'incision de la prostate a lieu dans le grand appareil latéralisé et toutes ses modifications, c'est-à-dire dans les procédés de Cheselden, frère Jaques, frère Cosme, Ponteau, Ledran, Haukins, enfin dans tous les procédés les plus vantés, encore aujourd'hui, par les chirurgiens les plus renommés, de l'un desquels M. Geri lui-même s'est probablement servi, avant d'essayer la taille recto-vésicale, et dont il se servira à l'avenir, si je n'ai pas le bonheur de le persuader. Il semble oublier encore que la prostate est incisée par le gorgeret, accepté et modifié par l'illustre Scarpa, de l'opinion duquel il fait avec raison un si grand cas.

Dans la méthode que j'ai proposée, on n'est pas obligé de couper la prostate ni plus ni moins que dans les autres méthodes, mais on la coupe dans la partie moyenne et postérieure (l'homme étant debout), au lieu de l'inciser latéralement à gauche. Pour dire la vérité, je ne connois aucune observation qui prouve que la blessure de la partie moyenne de la prostate soit plus grave que celle des parties latérales.

La troisième objection n'est appuyée ni sur l'anatomie ni sur l'expérience. Une seule fois, dans les dernières opérations de pierre que j'ai faites, et dont je donnerai l'histoire à la fin de cet écrit, j'ai observé une douleur violente au gland à la suite de l'opération ; mais cette douleur, qui n'a eu aucune conséquence funeste, je l'ai aussi observée un petit nombre de fois après les autres méthodes, ce qui ne doit pas causer de surprise, puisque l'on sait que, dans toutes les irritations du col de la vessie, les malades rapportent la douleur au gland. Si de nouvelles et plus attentives recherches anatomiques n'ont pas montré à M. Geri que le nerf honteux soit plus voisin de la partie moyenne de la prostate que des latérales, je crois pouvoir assurer, en m'appuyant sur les observations des autres anatomistes et sur les miennes, que ce nerf risque moins d'être offensé dans la taille recto-vésicale que dans les autres. Il est vrai que beaucoup de praticiens croyent que la partie de l'urètre, où est le *veru montanum*, est plus sensible que les autres parties de ce canal.

Cette opinion est peu fondée ; mais quand encore ce seroit une vérité démontrée, il resteroit à prouver que les blessures des parties les plus sensibles, dans l'état sain, sont les plus dangereuses, c'est-à-dire que les plaies des tégumens seroient très-graves, tandis que celles du péritoine, de la plèvre, des méninges, le seroient très-peu. L'expérience n'a pas encore confirmé les tristes prédictions de M. Geri. En raisonnant *à priori*, il paroîtroit que l'incision du *veru montanum*, la suppuration consécutive et la cicatrisation devroient produire sur cette partie leur effet habituel, je veux dire la diminution de son volume, d'où il devroit résulter plus de facilité dans l'expulsion de l'urine, et moins de danger d'ischurie et de récidive ; mais, pour le dire franchement, je ne crains point les accidens annoncés par M. Geri, et compte beaucoup sur les avantages que j'ai indiqués.

Les blessures des intestins ont été considérées comme importantes, et c'est là une vérité incontestable ; mais M. Geri me paroît être dans l'erreur, en assurant que celles de l'extrémité du rectum ne sont pas d'une beaucoup moindre importance. On ne refuse pas la sensibilité à l'extrémité de l'intestin rectum, mais ce n'est pas en raison de la sensibilité des parties, comme nous l'avons observé plus haut, que se mesure le danger qui peut naître de leur blessure. Consultons l'expérience, et n'allons pas chercher des observations extraordinaires, parce qu'avec celles-ci, on pourroit facilement démontrer que la plus insignifiante des opérations chirurgicales peut dans quelques cas devenir mortelle. L'incision d'une simple fistule à l'anus, qui pénètre un pouce au-dessus du sphinter externe, sur un homme sain et bien constitué, pendant que les parties ne sont ni engorgées ni enflammées, fût-elle jamais regardée, par aucun chirurgien, comme une grave opération? non certainement. Cependant, l'incision qui se fait dans notre cas l'est encore moins, puisque les parties sont entièrement saines. Les coliques, la diarrhée, l'ischurie, se présentent bien rarement après la simple incision d'une fistule à l'anus; et si M. Geri veut avoir la complaisance de se bien rappeler ces cas malheureux, il se souviendra peut-être qu'alors l'incision n'avoit pas été aussi basse, que le sujet n'étoit pas d'une bonne constitution, que les parties étoient dans un état pathologique, et que pour arrêter le sang, ou dans d'autres vues, on avoit été obligé d'introduire, à une certaine hauteur, dans le rectum, des tentes ou mèches. Ce n'est pas dans ces cas, à la simple incision de quelques lignes de l'extrémité du rectum, qu'on peut attribuer les accidens ci-dessus.

Les opérés de M. Geri ont été tourmentés par des diarrhées opiniâtres, le météorisme, des tranchées, les borborygmes ; mais il ne s'étoit pas contenté de couper un pouce dans l'extrémité inférieure du rectum, et il avoit fatigué cet intestin avec un très-long et très-large gorgeret. Je ferai de plus observer que tous les accidens attribués par l'auteur à l'incision de cette partie pourroient avec plus de raison être imputés au passage des matières stercoracées dans la vessie, où elles portent une nouvelle irritation qui peut se communiquer aux intestins. Le météorisme, les borborygmes, les tranchées, le vomissement, et encore la diarrhée, ne sont-ils pas l'effet de l'irritation de la vessie, lorsqu'on a employé la méthode ordinaire dans laquelle l'intestin n'est pas blessé ? Je suis fâché de faire observer que M. Geri ait assez peu estimé mes observations pour les lire sans attention, et pour conclure qu'elles ressembloient aux siennes par leur résultat.

Le sujet de ma première observation supporta une opération très-laborieuse, à cause de la difficulté que je rencontrai pour extraire la pierre, et mourut de la gangrène de la vessie, sans tranchées, sans diarrhée, sans météorisme.

Dans le second cas, il se présenta un léger météorisme qui cessa avec la fièvre et reparut avec elle ; il n'y eut point de diarrhée, seulement pendant quelques jours les évacuations furent fluides ; le premier et le second phénomènes peuvent être attribués à l'irritation de la vessie , et à l'affection vermineuse, mise hors de doutes par la sortie des vers.

Dans le troisième cas, la diarrhée fut très-forte, très-obstinée, elle mit l'infortuné malade sur le bord du tombeau, mais elle précéda l'opération, et lui céda comme par enchantement, quoiqu'elle eût résisté à tous les moyens employés jusqu'alors. Il n'y eut de tension au ventre que le second jour, elle se dissipa en peu d'heures, il n'y eut ni tranchées ni borborygmes.

Le quatrième opéré eut le ventre tendu le second jour de l'opération, ce ne fut que pour quelques instans ; il n'eut pas de diarrhée, il fallut même le purger, parce que, pendant qua-tre jours, il n'alloit pas du corps ; il ne se présenta ni borborygmes ni tranchées.

Le cinquième souffrit d'un très-léger météo-risme, qui cessa spontanément le troisième jour ; il n'y eut point de diarrhée, mais une abondante selle de matières figurées.

Dans le sixième, il n'y eut jamais de mé-téorisme ; la diarrhée commença le sixième jour, quand toute l'urine, excepté quelques gouttes, passoit par l'urètre. Cette diarrhée fut attribuée à la sortie de deux dents, cause très-fréquente de diarrhée chez les petits en-fans ; elle cessa aussitôt qu'elles furent sorties.

Il est singulier que M. Geri attribue à la blessure de l'intestin rectum la fièvre inter-mittente. Il me paroît que l'irritation de la vessie devoit au moins y avoir sa part ; je ne sache pas que les observations nous montrent le développement de la fièvre intermittente après les opérations de simple fistule à l'anus. De mes opérés, le premier périt avec la fièvre inflammatoire. Le second eut une fièvre in-termittente, qui cessa spontanément le onzième

jour. Le troisième fut attaqué d'une pernicieuse tout-à-fait indépendante de l'opération,
et qui céda à la première prise de quina. Le
quatrième eut la fièvre jusqu'au quatrième
jour. Le cinquième fut assailli d'une intermittente lorsqu'il étoit déjà tout-à-fait guéri de
sa plaie (chose qui n'est pas rare dans notre
hôpital en été); cette fièvre fut promptement
vaincue par le quina. Le sixième n'eut de fièvre
que le jour de l'opération. Il est donc évident
que les résultats de mes opérations ne peuvent
se combiner avec ceux obtenus par M. Geri ;
cela ne pouvoit être autrement, par les raisons
que j'ai exposées plus haut.

Si M. Geri avoit voulu essayer la petite incision que je propose, de vingt-une lignes à
peu près, huit ou neuf au périnée, et un pouce
dans le rectum, il auroit vu qu'une semblable
incision est assez grande pour extraire de
grosses pierres, parce que les parties molles
se laissent dilater. Si M. Geri veut avoir la
complaisance de se rappeler que généralement, dans les méthodes en usage, on fait
au col de la vessie et à la prostate de petites
incisions, qui, selon le sentiment de plusieurs
grands maîtres de l'art, arrivent rarement à

neuf ou dix lignes, il se persuadera qu'il est inutile de tant étendre l'incision externe.

A la page 51 de mon premier mémoire, je croyois m'être expliqué assez clairement en proposant des saignées générales et des sang-sues pour prévenir l'inflammation qui peut survenir dans quelques blessures de la vessie, spécialement dans celles qui ont versé peu de sang. M. Geri assure que les sangsues sont un moyen disproportionné au besoin ; je ne le crois vraiment point : une assertion aussi contraire à la pratique généralement reçue auroit besoin de preuve. J'ai aussi indiqué les saignées générales, quoique, pour dire le vrai, je n'aie jamais vu que les enfans craignissent plus les sangsues que la lancette.

Le moyen que j'ai décrit dans mon mémoire, pour l'application de la pierre infernale, donne au chirurgien la certitude de ne point offenser d'autres parties que celles sur lesquelles il l'applique. Mais si ce raisonnement ne suffi-soit pas, les observations que j'ai publiées jus-qu'à présent pourroient enhardir les plus ti-mides, et celles que je rapporterai à la fin de cet écrit dissiperont toutes les craintes.

Le danger de se voir obligé d'interrompre

l'opération à raison des déjections alvines,
fluides et copieuses, quoique très-éloigné,
existe sans doute ; des observations même de
M. Geri, on peut conjecturer qu'il a éprouvé
cette disgrâce, probablement pour avoir manqué dans toutes ses opérations , comme il a
manqué dans la première, à une règle élé-
mentaire : il dit avoir fait administrer un lavement quelques heures avant d'opérer. Ce
lavement, s'il n'est pas rendu avant l'opération , sera rejeté pendant sa durée ; si, au
contraire, le malade le rend quelque temps
avant d'être opéré, le rectum a le temps de
se remplir de nouveaux excrémens, et l'introduction d'un long et gros gorgeret, invi-
tant l'intestin à la contraction, rend très-
probable la sortie des matières accumulées.
L'introduction d'un tel corps, et son application précise en allongeant beaucoup l'opération, rend encore par cela même les déjections plus probables. Je ne prétends pourtant
pas soutenir que cet accident, plus dégoûtant
que dangereux, ne puisse arriver, malgré
toutes les précautions indiquées dans le procédé que je soutiens ; mais cet inconvénient
est commun aux autres méthodes, et ne peut

entraîner de plus graves conséquences dans celle-là que dans les autres.

Des histoires publiées dans mon premier mémoire, il résulte que, entre les cinq opérés qui guérirent, deux seulement étoient des enfans ; des autres, le premier étoit âgé de septante-cinq ans ; le second de quarante, réduit à un état déplorable par la diarrhée et l'affection de la vessie ; le troisième avoit aussi quarante ans. Dans les trois qui étoient avancés en âge, la guérison a été obtenue en quinze jours, si l'on doit entendre par guérison du malade, la cessation du danger et la sortie du lit ; mais comme je n'entends par guérison que la complète cicatrisation de la plaie, elle n'a pas été obtenue avant le trentième jour. Des deux enfans, le premier fut guéri parfaitement en onze jours, on ne peut pas obtenir une guérison plus prompte, à moins que la plaie ne se réunisse par première intention, ce qui est fort rare avec toutes les méthodes ; le second resta fistuleux, mais n'y a-t-il jamais eu de fistule après la taille latéralisée ?

Ce résultat n'est donc pas contraire à la taille recto-vésicale, ni ne prouve que la guérison se fasse plus attendre avec cette méthode. M. Geri assure que dans le grand appareil latéralisé, si les trois premiers jours qui suivent l'opération se passent sans de graves accidens, les enfans opérés peuvent être généralement regardés comme parfaitement guéris à cette époque ; il auroit pu dire, avec plus de vérité, qu'à cette époque on pouvoit beaucoup espérer de les voir guéris, et cela arrive après la taille recto-vésicale comme après la méthode ordinaire. Nous n'avons cependant pas encore un nombre suffisant d'observations pour pouvoir dire, avec certitude, que la guérison est plus prompte ou plus tardive après la taille recto-vésicale, et s'il arrivoit qu'on pût assurer que par cette méthode on obtient la cicatrisation un peu plus tard, que seroit cet inconvénient en comparaison des grands avantages qui lui appartiennent.

Il me semble donc avoir démontré que tout ce que M. Geri a dit contre la taille recto-vésicale, appuyé sur sa propre expérience, est très-juste, mais applicable au seul procédé opératoire qu'il a employé. Ce qu'il a ensuite cru devoir dire contre le mode d'opérer que j'ai proposé, et qu'il n'a jamais exécuté, est seulement étayé de suppositions et de théories, dont j'ai tâché de démontrer la fausseté, qui d'ailleurs n'auroient pas grande

importance, et ne suffiroient point, lorsqu'elles
seroient vraies , pour anéantir les observations
que j'ai rapportées , et d'où il semble résulter
l'excellence de la méthode. Mais mon travail
resteroit trop imparfait , si je n'essayois pas
de défendre la taille recto-vésicale contre le
grave jugement de Scarpa , qui , comme nous
l'avons vu , lui est malheureusement opposé.

Ecoutons le professeur lui-même (1). « J'ai
« été interpelé de dire mon sentiment sur les
« améliorations faites par M. Vaccà à la taille
« recto-vésicale. J'ai répondu ce que j'en sais
« de certain, c'est-à-dire que , tenant le ca-
« théter perpendiculairement , suivant la su-
« ture du périnée , on coupe nécessairement
« en travers le conduit séminal gauche com-
« mun à la vésicule séminale et au conduit
« défèrent du même côté. Je ne sais si on
« peut le faire impunément , mais je sais qu'on
« évite cet inconvénient en pratiquant la li-
« thotomie à la manière ordinaire, avec la-
« quelle on extrait aussi les grosses pierres
« avec facilité.

« Si ensuite on réserve la taille recto-
« vésicale pour les pierres d'une énorme gros-

____

(1) *Voy.* le précité Répertoire, p. 284.

« seur, la question prend un autre aspect.
« La simple incision de l'urètre membraneux
« et de la prostate ne suffit plus dans ce cas,
« et il vaut mieux inciser le bas-fond de la
« vessie. Mais l'expérience montre que cette
« méthode est suivie le plus souvent de fis-
« tule recto-vésicale.

« Je vais plus loin, et j'arrive à dire, d'après ma
« propre expérience et celle des autres, que la
« pierre d'une énorme grosseur ne doit jamais
« être extraite par aucune des méthodes con-
« nues jusqu'à présent ; car l'état pathologique
« de la vessie mis à part, l'opération la mieux
« faite est toujours suivie des plus tristes con-
« séquences.

« Faisant désormais abstraction des incon-
« véniens signalés par M. Geri, qui cepen-
« dant sont très-graves (1), j'opine que, pour
« extraire les pierres d'une grosseur moyenne,
« la méthode ordinaire est préférable à la nou-
« velle, et que pour celles d'un énorme vo-
« lume, ni l'ancienne ni la nouvelle ne sont
« convenables. »

On ne peut pas nier que dans le procédé
que j'ai décrit pour inciser l'urètre, la pros-

---

(1) *Voy.* le précité Répertoire, n.° 11.

tate et le col de la vessie , on ne risque beaucoup d'offenser un des conduits éjaculateurs
commun à la vésicule et au canal défèrent ,
parce que l'espace que ces deux couduits laissent entr'eux est très-petit, là où ils traversent
le *veru montanum*. Le conduit n'est cependant pas coupé en travers, mais obliquement;
en accordant encore qu'il soit toujours coupé ,
et coupé en travers , quel mal peut-il en résulter ?

Si l'on ne pouvoit interroger l'expérience ,
l'analogie seule nous autoriseroit à répondre
que cette blessure peut se cicatriser , comme
se cicatrisent toutes celles des conduits excré-
teurs, lorsqu'ils ne sont ni obstrués ni malades; qu'elle peut devenir fistuleuse lorsqu'elle
ne se réuniroit pas , comme il arrive quelquefois pour les autres canaux de ce genre.
Il ne résulteroit aucun inconvénient de la formation d'une fistule , puisque le conduit étant
très-voisin de la superficie interne de l'urètre
et très-éloigné de la peau , elle se formeroit
du côté du premier , d'où il ne résulteroit que
le raccourcissement du canal éjaculateur, lequel , au lieu de s'ouvrir au *veru montanum*,
s'ouvriroit une ou deux lignes plus près du
col de la vessie. Quand encore il plairoit de

supposer que l'opération peut rendre le canal éjaculateur incapable de remplir ses fonctions, le second ne reste-t-il pas pour y suppléer?

Mais pourquoi perdre le temps en raisonnemens? l'expérience a déjà prononcé : elle m'a prouvé que les opérés ont pu depuis leur guérison reprendre leurs fonctions génératrices sans incommodité et sans obstacle. Cependant, si, avec le procédé par lequel on risque d'offenser le canal éjaculateur, on n'obtenoit, comme le pense Scarpa , que les seuls avantages que l'on retrouve dans le grand appareil latéralisé , je ne voudrois pas non plus le proposer. Un coup-d'œil rapide sur ce que j'ai écrit dans mon premier mémoire nous convaincra du contraire.

Il est incontestable, c'est une vérité de fait, qu'on extrait des pierres très-grosses par le grand appareil latéralisé ; mais pour cela est-il moins vrai que, par la taille recto-vésicale, le chirurgien se rapproche moins de la honteuse , que la route qu'il parcourt pour arriver à la vessie par le rectum est plus courte, que l'écoulement de l'urine est plus facile par cette voie? Est-il moins vrai que les pierres pour sortir de la vessie doivent passer entre les branches du pubis, que ces branches s'é-

cartent d'autant plus qu'on s'éloigne davan-
tage de leur réunion, que l'incision de la
taille recto-vésicale tombe à une plus grande
distance de la symphise du pubis que celle qui
se pratique dans le grand appareil latéralisé?

Si l'on ne démontre pas la fausseté de ces
propositions, tout en accordant qu'on peut
aussi extraire de grosses pierres par la manière accoutumée d'opérer, il restera hors
de doute que la taille recto-vésicale exposera
moins les malades à l'hémorragie, les sou-
mettra à une incision moins étendue, don-
nera une plus grande facilité pour arriver à
la vessie avec les instrumens tranchans, per-
mettra de s'assurer avec le doigt de la forme
et de la position de la pierre, rendra tout-
à-fait impossible aucune infiltration urineuse;
en donnant le pouvoir d'extraire des calculs
plus volumineux que les plus gros qui se puissent extraire par le grand appareil, si pourtant on ne croit pas pouvoir soutenir, qu'une
route étroite est aussi propre qu'une plus large
à livrer passage à une grosse pierre, que des
corps durs d'une grandeur déterminée et in-
capables de réduction peuvent passer par un
canal osseux, incapable de distention, quoi-

que les diamètres des premiers surpassent ceux
des seconds.

Pour ne laisser ni obscurité ni rien d'in-
déterminé sur cet article , voyons ce qu'on
doit entendre par ces grosses pierres , qu'on
peut extraire par le grand appareil latéralisé.
Consultons Scarpa lui-même. « Les pierres
« qui se peuvent extraire par ce côté pèsent
« trois onces et demie , et ont seize lignes
« dans leur plus petit diamètre. On ne peut
« pas extraire de plus grosses pierres par le
« périnée , parce que les os s'y opposent , et
« parce qu'il faudroit couper en entier la pros-
« tate et le col de la vessie , incision dont il
« pourroit résulter, dans la méthode latéralisée
« ordinaire, des infiltrations urineuses qui sont
« suivies d'abcès gangréneux (1). »

Mettant à part tout ce qu'on pourroit observer relativement au poids , qui ne correspond
point toujours au volume, ce qui pourroit être dit
relativement au diamètre qui peut n'être pas
précisément vrai, à cause des bassins plus ou
moins bien conformés , la question étant dans
les limites indiquées, je demande si en fai-

______

(1) *Voy.* Mémoires de l'Institut italien. Tom. II,
part. 1.ʳᵉ, p. 59 et suiv.

sant tomber l'incision là où les branches du pubis laissent entr'elles un intervalle de vingt,
vingt - deux ou vingt-quatre lignes, on ne
réussira pas à extraire des pierres plus grosses
que celles qui ont seize lignes dans le petit
diamètre? si le nombre des pierres que l'on
doit laisser dans la vessie, suivant Scarpa,
à cause de la petitesse du canal osseux, ne
sera pas ainsi diminué ?

Rarement, lorsque les os ne s'opposent pas
à la sortie de la pierre, est-on obligé d'inciser largement la prostate et le col de la vessie,
parce que, comme l'ont enseigné plusieurs
grands maîtres, et comme l'a confirmé Scarpa,
les parties molles cèdent facilement à une
pression graduée et bien dirigée ; mais quand
les circonstances nous obligeroient à une plus
ample incision, elle n'entraîneroit pas avec
elle, dans la taille recto-vésicale, les graves
accidens dont nous avons parlé, parce que
les infiltrations urineuses, ainsi que les abcès
gangreneux qui sont la conséquence d'une
plus grande incision de la prostate, sont im-
possibles après cette méthode ; voilà pourquoi on peut extraire de ce côté des pierres
plus grosses, sans les graves dangers que l'on
court réellement avec le grand appareil latéralisé ; voilà encore comme les avantages de

la taille recto-vésicale sont prouvés par les maximes et les dogmes du professeur Scarpa lui-même.

Si ensuite on considère que les pierres au-dessus du poids de trois onces et demie et de seize lignes de diamètre ne sont pas très-rares, qu'on ne peut avant de faire l'opération fixer avec précision ni le poids, ni le volume, ni la forme de ces pierres, il faudra conclure que ce seroit presque une folie de ne pas choisir la route qui admet les plus gros calculs, par laquelle on évite l'hémorragie, etc., etc.

Je conviens qu'on ne peut ni ne doit tenter de faire passer les pierres d'une énorme grosseur par l'incision de la partie membraneuse de l'urètre, de la prostate et du col de la vessie; dans mon premier mémoire j'ai prévu ce cas. Je ne pense cependant pas, comme Scarpa, que le chirurgien doive renoncer à l'opération plutôt que d'inciser le bas-fond dans la crainte d'avoir une fistule. Je persiste à croire qu'il doit suivre le conseil que j'ai donné, de prolonger l'incision du col au bas-fond de la vessie; il obtiendra ainsi une vaste incision, susceptible d'une très-grande dilatation; une petite incision du bas-fond peut se faire, lorsque le col et la prostate sont coupés, sans donner nécessairement lieu aux fistules urineuses, ni au passage des mâtières stercoracées dans la vessie, si l'on a incisé le rectum très-bas , de manière à former la valvule que j'ai décrite ; mais encore lorsqu'on devroit éprouver l'une et l'autre disgrâce , comme nous savons que la première est seulement incommode, que la seconde n'est pas mortelle , il convient de les affronter pour délivrer le malade d'une infirmité qui le tue au milieu des angoisses.

Mes principes sont diamétralement opposés à ceux du professeur de Pavie , relativement à son dernier conseil , d'abandonner à leur destin les malades qui portent de très-grosses pierres (des pierres qui pèsent plus de trois onces et demie , et dont le petit diamètre dépasse seize lignes), parce que je ne crois pas , comme il le pense , que l'on doive nécessairement déduire du volume de la pierre l'état pathologique de la vessie. La forme , peut-être plus que le volume de ces corps, est propre à produire l'irritation , la flogose et des altérations organiques dans les parois de cet organe. On voit en effet quelquefois, de grosses pierres rester dans la vessie, et incommoder peu les malades lorsqu'elles sont lisses , tandis que des petits calculs à superficie inégale cau-

sent de très-graves accidens : je ne pense
pas que cette assertion ait besoin de preuves.
Nous ne devons pas rapporter uniquement les
maux graves ou légers que ressent la vessie,
au volume ou à la forme de ces corps, mais
encore à la plus ou moins grande sensibilité
de cet organe et à la constitution du malade.

Je pense qu'il est très-difficile de distinguer
les affections graves de la vessie, comme l'ulcération ou l'épaississement considérable de
ses parois, de l'état de flogose dans lequel
se trouve souvent cet organe quand il ren-
ferme un corps étranger inégal et piquant.
Qui est le médecin ou le chirurgien qui ignore
que le mucus, secrété par les surfaces enflammées, prend l'aspect du pus, que la douleur
de l'hypogastre peut tenir à la présence du
corps étranger, que la fièvre, l'amaigrissement et l'émaciation peuvent être l'effet de la
douleur et de l'abondante perte de mucus purulent ? Qui ne sait que l'épaississement des
parois de la vessie, que l'on reconnoît surtout par l'introduction du doigt dans le rectum, peut être, dans quelques cas, produit
par la présence de la pierre, qui maintient
un afflu continuel d'humeurs vers cet organe ?
Et si ces symptômes d'affections vésicales gra-

ves sont incertains, quels sont ceux auxquels nous pourrons nous confier?

Je crois, enfin, erronée l'opinion de ceux (et je conviens que ceux-ci sont très-nombreux parmi les grands chirurgiens) qui regardent les affections graves de la vessie comme des maladies constamment mortelles. Telles sont, à mes yeux, les affections dont on ignore la cause, ou dont la cause ne peut être éloignée. Elles sont encore mortelles celles qui dépendent d'une cause susceptible d'être éloignée, lorsque les parties malades sont restées désorganisées. Mais dans notre cas, c'est-à-dire dans un cas de pierre, la cause peut être enlevée, et l'irréparable désorganisation de la vessie n'est pas démontrée.

Si donc l'affection pathologique de la vessie n'accompagne pas toujours les grosses pierres, pourquoi ne pas pratiquer l'opération lorsqu'il n'existe pas de signe de cette affection? Si les graves affections de cet organe ont des signes équivoques, si encore ces graves affections sont guérissables dans quelques cas, lorsqu'on en peut éloigner la cause, pourquoi ne tentera-t-on pas l'opération dans tous les cas incertains, dans lesquels il n'y a rien à espérer sans elle, et où d'ailleurs elle n'expose les patiens qu'au sacrifice de quelques jours de vie passés au milieu des tourmens (1) ? N'est-ce pas un danger auquel toutes les grandes opérations chirurgicales exposent les malades? L'amputation de la cuisse, la ligature des carotides, des iliaques, l'amputation dans les grandes articulations, l'extirpation des tumeurs squirreuses, etc., etc., ne compromettent elles pas leurs jours?

Les annales de l'art offrent des exemples multipliés de grosses pierres, extraites par le haut appareil avec le plus heureux résultat, ou par la voie du périnée, en brisant le calcul, afin d'en rendre l'extraction possible ; je crois inutile d'appuyer ces assertions sur aucune citation. Je trouve dans l'ouvrage de Scarpa une observation qui prouve en ma faveur. N'a-t-il pas extrait à Marguerite, de Trumello, une pierre volumineuse, qui ne pouvoit pas passer entre les branches du pubis, et ne sauva-t-il pas ainsi la vie à cette malheureuse, qui l'auroit perdue sans l'opé-

____

(1) Ce n'est que dans les cas, très-rares, où une pierre volumineuse ne cause que peu d'incommodité et ne menace point la vie, qu'il peut être permis de ne point hasarder l'opération.

ration ? Dans ce cas, ou la pierre, quoique volumineuse, n'avoit pas produit d'affection pathologique, ou cette affection guérit par l'extraction du calcul.

L'habile professeur Barbantini n'a-t-il pas extrait un calcul de neuf onces par le moyen de la taille recto-vésicale, calcul qui avoit déjà causé de graves affections, et ne sauvat-il pas ainsi son infortuné malade, quoiqu'il n'ait pas pu éviter la fistule ?

La dame que j'ai citée dans mon premier mémoire, à laquelle je retirai, par le haut appareil, un calcul énorme, dans un âge très-avancé, ne vit-elle pas encore très-heureusement, treize ans après l'opération ?

La troisième observation rapportée dans mon premier mémoire, et plusieurs autres qu se sont offertes à moi dans mes salles de clinique publique à l'hôpital, et dans ma pratique particulière, montrent évidemment ou l'impossibilité d'établir l'affection pathologique de la vessie sur les symptômes, ou la possibilité de guérir cette affection par l'extraction de la pierre ; d'où il est clair que, dans l'une ou l'autre supposition, le chirurgien, qui préfère le bien-être des malades à tout autre considération, doit toujours opérer.

Ces raisons auroient été suffisantes pour montrer l'excessive timidité du conseil de Scarpa (aussi ce célèbre professeur ne l'a-t-il pas suivi), même lorsque le haut appareil étoit la seule méthode connue pour l'extraction des calculs très-volumineux ; depuis que M. Sanson a enseigné une méthode plus facile et moins périlleuse , elles ont acquis une nouvelle valeur.

Je me flatte que ce second mémoire sur la taille recto-vésicale peut , par la seule discussion des objections qui m'ont été faites , montrer encore mieux les avantages de cette méthode ; mais si je n'ai pas été assez heureux pour cela , les observations suivantes , qui appartiennent à plusieurs habiles praticiens ainsi qu'à moi , serviront certainement , sinon à convaincre tout le monde , au moins à faire peser avec la plus grande attention une question de chirurgie du plus grand intérêt.

HISTOIRES

Dé Lithotomies exécutées par la voie de l'intestin rectum.

HISTOIRE PREMIÈRE.

M. Salvadore Arbib, négociant distingué de Livourne, âgé d'environ 60 ans, d'un tempérament que l'on appelle ordinairement bilieux, jouit de la meilleure santé jusqu'à l'âge de 30 ans; depuis cette époque, il souffrit souvent de désordres dans les voies urinaires, dépendans d'un rétrécissement de l'urètre, qui fut plusieurs fois guéri par les soins convenables, et reparut toujours par l'incurie du malade; il produisit à la fin de graves ischuries, une grande dilatation de la vessie, qui s'étendit jusqu'à l'ombilic, de vastes abcès urinaires, une fistule au périnée, amena des

10

urines puantes, chargées d'un abondant mu-cus purulent. L'art surmonta de nouveau le rétrécissement, guérit la fistule; les urines fu-rent moins chargées de mucus, devinrent clai-res, et complètement débarrassées de pus. L'urètre, encore abandonné à lui-même, se rétrécit de nouveau, mais comme il s'étoit joint, suivant le malade, d'autres accidens à ceux que produisoit habituellement le rétré-cissement, il voulut avoir l'opinion du pro-fesseur Vaccà.

Quoique les urines sortissent sans une très-grande difficulté, leur expulsion étoit très-douloureuse, le besoin d'uriner extrêmement fréquent, les forces du malade abattues, l'é-maciation considérable; il existoit une dou-leur fixe à l'hypogastre, un sentiment de pe-santeur au périnée, et les urines couloient abondamment, chargées d'un sédiment mu-queux, purulent et sanguin. Le premier jour il fut impossible d'introduire dans la vessie une sonde de moyenne grosseur; mais, après beaucoup de patience, il en pénétra une pe-tite, avec laquelle le professeur s'assura que, outre le rétrécissement, il y avoit encore une pierre.

Le professeur proposa l'opération, malgré

la qualité de l'urine, la douleur à l'hypogastre, l'extrème dilatation de la vessie, la
foiblesse, l'émaciation, l'âge du malade. Il
crut pourtant qu'il falloit dilater le canal, afin
de pouvoir introduire facilement le cathéter,
qui devait servir de guide au couteau dans
l'apération.

La sonde élastique, introduite dans l'urètre
pour cet objet, y produisit de tels accidens,
qu'il fallut y renoncer, aussitôt qu'il fut possible de passer à travers le point rétréci, non
pas un gros, mais un cathéter d'une grosseur
moyenne.

Le parti de l'opération accepté par M. Arbib,
elle fut pratiquée dans la matinée du 14 juin
1821, sans aucune préparation (si ce n'est le
léger purgatif et le lavement d'eau tiède accoutumé), à la présence des chirurgiens Fos-
carini, Orlandi, De Joseph.

Ce fut l'affaire d'un instant de pénétrer dans
la vessie par le col ; il fut, au contraire, très-
difficile de trouver la pierre dans cet immense
réceptacle, où la tenette entroit jusqu'aux
anneaux. Finalement l'ayant rencontrée, elle
fut extraite avec facilité, mais en morceaux,
à cause de son extrême friabilité. Elle étoit
formée d'un grand amas, je ne sais si je dois

dire de très-grosses gravelles ou de très-petits
calculs , liés ensemble par une substance géla-
tineuse et tenace , laquelle ne résistoit pas à
la pression modérée de la pince : cette masse
de calculs pesoit quatre onces. On fit plusieurs
injections avec l'eau tiède dans la vessie pour
la débarrasser de plusieurs petits fragmens
que la tenette ni la curette n'avoient pu em-
porter. Il coula quelques gouttes de sang dans
l'opération.

Les recherches prolongées et les fréquentes
introductions de la pince rendirent l'opération
longue et douloureuse ; c'est pourquoi le professeur crut nécessaire de recourir à l'application des sangsues au périnée et à l'hypogastre , à d'abondantes boissons aqueuses , à
une diète sévère , à l'opium. La douleur cessa
très-vîte ; il se développa un peu de fièvre dans
le courant de la journée , avec une légère tension du ventre ; les urines commencèrent tout
de suite à passer, partie par la verge , partie
par l'intestin , tout-à-fait séparées des matières
fécales ; la journée se passa ainsi. Le malade
dormit tranquillement la nuit. La matinée suivante , le pouls étoit à peine fébrile, le ventre
dans l'état naturel, les urines comme à l'ordinaire. La boisson et la diète furent conti-

nuées. Au milieu du jour , il se développa une fièvre très-foible , il parut un léger sentiment de douleur à l'hypogastre , avec quelque tension à cette partie ; on prescrivit six sangsues à la partie douloureuse, les fomentations émoliéntes , et intérieurement quinze gouttes de laudanum. En peu d'heures la douleur cessa , la tension s'évanouit, la fièvre diminua. Les urines pendant ce second jour coulèrent comme à l'ordinaire , portant avec elles (celles qui passoient par la plaie) de très-petits fragmens de pierre.

La nuit suivante fut très-tranquille. Le jour après , la douleur et la tension à l'hypogastre ne reparurent point, il y eut seulement une très-légère fièvre , qui cessa tout-à-fait le cinquième jour, et ne se représenta plus. Le sixième jour , la plaie était en pleine suppuration. Les urines , à cette époque, commençoient à passer toutes par l'intestin , comme il arrive ordinairement. La fièvre avoit cessé, la douleur avoit tout-à-fait disparu , on permit au malade un peu plus de nourriture. Le septième jour, on commença à cautériser la plaie avec la pierre infernale.

Du septième au quinzième jour , il n'y eut rien de remarquable qu'un accroissement journalier des forces et le rétablissement presque total du passage de l'urine par l'urètre. Le malade commença à se lever du lit.

Du quinzième au vingt-huitième jour, malgré les fréquentes ustions de la pierre infernale, on n'obtint rien relativement aux urines qui continuèrent de passer, en très-petite quantité, par l'intestin, comme cela avoit lieu le quinzième jour. Il faut noter que les urines ne contenoient plus que du mucus clair inodore, et en petite quantité.

On soupçonna alors que l'ancien rétrécissement, en s'opposant au libre passage de l'urine, empêchoit la parfaite cicatrisation de la plaie : une sonde de gomme élastique, introduite dans l'urètre, convertit le soupçon en certitude. L'instrument passa avec difficulté à travers le rétrécissement, et fut laissé en place. Dans la nuit suivante, une érection involontaire déplaça la sonde. Le malade, espérant de pouvoir la réintroduire, fit de longues et vaines tentatives qui réveillèrent une violente irritation locale ; c'est pourquoi on ne jugea pas convenable de la replacer, et les urines continuèrent de couler par l'urètre et par l'intestin.

Le trente-cinquième jour, l'irritation ayant

cessé, le professeur introduisit une nouvelle
sonde. M. Arbib, qui étoit très-bien d'ailleurs, sentit tout d'un coup, étant à la pro-
menade, une vive douleur dans l'urètre, qui
se propagea promptement aux testicules. On
enleva la sonde pour chercher la cause de cette
violente et inattendue douleur; elle étoit écor-
chée, dépouillée dans un point de sa gomme,
et très-près de se rompre. Les boissons abondantes, un parfait repos, les fomentations
émolientes calmèrent ce nouvel accident; mais
la parfaite oblitération de la fistule n'eut lieu
que le soixantième jour, et s'obtint sans faire
un nouvel usage de la sonde.

A peine guéri, M. Arbib eut le chagrin de
perdre son vieux père, et fut obligé d'aller
brusquement à Livourne; soit l'angoisse d'esprit, soit le mouvement du carosse ou d'autres
causes, il passa de nouveau quelques gouttes
d'urine par l'intestin. Le malade, très-effrayé,
ne le fut pourtant que pour huit jours, car
après ce temps, il ne parut plus d'urine de ce
côté, malgré le rétrécissement de l'urètre. Ce
rétrécissement alla ensuite en croissant l'espace de quelques mois, au point de rendre
l'excression de l'urine difficile ; malgré cela,
la fistule ne se rouvrit point comme on au-

roit pu raisonnablement le craindre. Enfin, M. Arbib, s'étant laissé persuader que la pierre pourroit se former de nouveau si le rétrécissement subsistoit, permit l'introduction des sondes élastiques ; elles rendirent le passage des urines libre, et firent cesser toutes les craintes.

CASTINELLI.

HISTOIRE SECONDE.

Gioconde Gasperini, de St.-Ermo, âgé de 46 ans, laboureur de profession, d'une constitution cachectique, vint à l'hôpital de Pise le 20 novembre 1821, et fut admis dans la salle de clinique chirurgicale.

On observa, à la première visite, que la peau de cet homme étoit couverte de cicatrices vastes et difformes, qui occupoient spécialement les parties latérales du col et les régions inguinales ; il raconta qu'elles étoient les conséquences d'une très-grave affection scrofuleuse qu'il avoit éprouvée avant d'être pubère. Les symptômes firent soupçonner la présence d'un calcul, ce qui fut confirmé par la sonde ; cet instrument ne passa point dans la vessie sans difficulté , on rencontra un obstacle à une petite distance de la prostate.

Cela fait , le professeur essaya de déterminer si l'affection calculeuse étoit simple ou compliquée : il trouva que le malade souffroit une douleur continuelle au rein droit, qu'il avoit des accès irréguliers de fièvre, que les urines étoient constamment chargées de mucus puriforme , qu'il éprouvoit une douleur obscure à la région hypogastrique , que depuis quelque temps il étoit fort amaigri ; d'où il tira la conclusion qu'il y avoit de fortes raisons pour croire que la pierre étoit compliquée de maladie des reins , et peut-être encore de l'affection des parois de la vessie. Cependant, ferme dans le principe , que dans les maladies qui conduisent inévitablement au tombeau, quelque hasardeuse que soit une opération , elle doit être tentée , car c'est en elle seule qu'il existe quelque espoir de succès , il résolut d'opérer dans ce cas désespéré, après avoir donné un pronostic adapté aux circonstances. L'opération fut remise à un autre temps, pour revoir encore le malade et mieux s'assurer de sa situation précise. En attendant , on prescrivit des boissons aqueu-

ses, un régime exact de vie, quelques doses
d'opium, moyens qui rendirent ses maux
plus supportables, sans changer essentiellement son état.

Le 8 décembre, un léger purgatif nettoya les
intestins; le matin du 9, un simple lavement
d'eau débarrassa le rectum des excrémens,
et, un moment après, l'opération fut faite
dans l'amphithéâtre public, en présence
des élèves et de plusieurs professeurs. Notre
maître suivit la méthode qu'il a décrite dans
son premier mémoire sur la taille recto-vésicale. L'incision fut très-facile et à peine san-
glante, l'extraction longue et laborieuse. La
pierre se chargeoit avec facilité, mais sa forme
irrégulière, plus que son volume, empêchoit
sa sortie. Dans les diverses tentatives qui furent faites pour l'extraire, la pierre se brisa,
et fut amenée en morceaux. Des injections
d'eau tiède lavèrent la vessie avant de mettre
le malade dans le lit.

Pour parer aux accidens qui pouvoient survenir après une opération aussi laborieuse,
on prescrivit des sangsues au périnée et à la
région hypogastrique, d'abondantes boissons
aqueuses, des fomentations émolientes, des
opiacés et une diète sévère. La douleur de

la plaie se calma très-vîte ; tout le jour le malade fut tranquille ; vers le soir , il se développa une légère fièvre ; la nuit fut calme. Le matin du 10, il y avoit à peine de la fièvre ; il n'y avoit pas de météorisme , mais un peu de sensibilité à l'hypogastre , sous la pression ; une légère douleur au rein droit , moins forte cependant qu'avant l'opération ; les urines couloient toutes par la plaie. La diète et les boissons ordinaires furent continuées. Les 11 et 12 , il n'y eut rien de nouveau , ni pour les symptômes , ni pour les prescriptions.

Le 13, il parut un peu de douleur de tête , la fièvre se maintint douce , on ne prescrivit rien de plus.

Le 14, la douleur de tête augmenta, là fièvre devint plus forte , il survint un léger météorisme ; une once d'huile de ricin fut prescrite , de copieuses évacuations ventrales , molles et puantes en furent la conséquence , les symptômes indiqués disparurent , et tout revint à l'état du 10. Ces évacuations furent les premières depuis l'opération.

Le 17, la pierre infernale fut passée sur la plaie.

Les 18, 19 et 20 l'on répéta la même cautérisation. A cette époque , le malade assura

ne plus sentir la douleur au rein ni à l'hypogastre ; la légère fièvre qui existoit déjà avant
l'opération, et qui s'étoit soutenue, disparut.

Malgré ces heureuses apparences, la plaie
restoit sans bourgeons, pâle à la surface,
fournissoit une suppuration claire ; les urines
passoient en totalité par l'intestin, et étoient
toujours très-chargées de mucus purulent.
L'état de langueur du malade, sa mauvaise
constitution, pouvoient peut-être rendre raison de l'état de la plaie ; depuis quelques jours
il n'étoit plus à une diète bien sévère, l'on
pensoit à le reconforter avec des alimens plus
abondans et plus nutritifs, on y joignit encore une portion de vin ; on ne négligea point
les ustions avec la pierre tous les trois ou quatre jours.

On arriva ainsi au cinquantième jour depuis l'opération sans qu'il survint rien de remarquable. Une très-petite portion des urines
passoit par la plaie, la plus grande partie
passoit par l'intestin, elles conservoient les
mêmes qualités. Le malade avoit gagné quelque chose en force et en nutrition, la plaie
étoit moins pâle, la suppuration moins ténue.
L'obstacle que le professeur avoit rencontré
dans l'urètre en introduisant le cathéter lui

fit naître le soupçon que c'étoit à lui qu'on devoit, en partie au moins, la difficulté que les urines éprouvoient à passer par leur canal naturel. En conséquence, une sonde de gomme élastique fut placée à demeure, et l'on prescrivit au malade de faire le peu de mouvement que ses forces lui permettoient. Par ce moyen, les urines passèrent toutes par la sonde ; la plaie, sans perdre son aspect languissant, commença à se cicatriser. La sonde fut ôtée uu bout de huit jours, et avant d'en remettre une autre, on fit uriner le malade ; les urines coulèrent en grande partie par l'urètre, conservant toujours leur sédiment. Encouragé par ce succès, on insista dans l'usage de la sonde, d'un régime nourrissant, des cautérisations, du mouvement jusqu'au 20 mars ; que, la sonde supprimée, le malade urina entièrement par l'urètre.

On obtint avec peine de cet homme qu'il restât encore quatre jours à l'hôpital pour s'assurer mieux de sa guérison. Il partit ensuite entièrement guéri des suites de l'opération ; cependant son aspect étoit toujours mauvais, il avoit acquis peu de forces, très-peu de chair, malgré la bonne nourriture, et les urines se maintenoient comme avant l'opération, quoiqu'il nons assurât tous les jours qu'il ne sentoit plus la douleur de rein ni celle de l'hypogastre.

TRIVELLA.

HISTOIRE TROISIEME.

Gerome Costa , d'Ajaccio (Corse), enfant de 11 ans, de tempérament très-délicat, couvert d'une peau fine et très-blanche , sujet, à ce que disoit son père , à de fréquentes affections vermineuses et à l'ischurie, fut reçu comme calculeux dans la salle de clinique de notre hôpital le 17 février 1822. Il avoit effectivement tous les symptômes ordinaires rationnels du calcul dans la vessie, et , en outre, une douleur incommode à l'intestin rectum , qui correspondoit au sacrum. La pierre fut sentie avec la sonde. Le voyage par mer que le jeune Costa avoit fait pour se rendre à Pise ne l'avoit point incommodé , mais il souffrit beaucoup dans le court trajet qu'il avoit fait , en carosse, de Livourne à Pise. Les secousses de la voiture produisirent une irritation assez forte pour faire naître l'ischurie et la fièvre.

Il fallut se servir de la sonde pour extraire l'urine, qui vint trouble, sanguinolente et puriforme. On prescrivit des bains généraux, des lavemens d'eau de mauve, la diète, de copieuses boissons d'eau d'orge; sous ces remèdes, les accidens se dissipèrent, il resta seulement chez cet enfant une très-vive sensibilité nerveuse, le pouls fréquent, et un écoulement involontaire d'urine non purulente, mais simplement chargée de mucus. Dans cet état, il n'y avoit pas de raison bien fondée pour ne pas soumettre Costa à l'opération, et, en effet, elle fut faite le 27 février, après les précautions ordinaires.

La taille recto-vésicale fut préférée. Il arriva dans ce cas ce qu'on n'avoit point encore observé dans notre clinique; à la première incision parut un jet de sang assez abondant, comme si un vaisseau d'un gros calibre eût été blessé. Ce sang s'arrêta peu d'instans après, sans aucune précaution, dans le temps qu'on retiroit la pierre. Elle étoit plutôt petite et à superficie lisse.

Le malade mis dans son lit, on lui prescrivit dix gouttes de laudanum et la limonade pour boisson, la diète exacte, des fomentations sur l'hypogastre avec l'eau de mauve.

Dans le commencement, il se plaignoit d'une forte douleur, correspondante à l'os sacrum et au gland ; peu à peu il se calma, et se livra au sommeil, dont il jouit pendant quelques heures. Vers le soir, il se manifesta un peu de chaleur et un léger mouvement fébrile. La douleur à l'os sacrum recommença à l'inquiéter ; les urines coulèrent toutes par la plaie. La nuit fut tranquille ; il eut cependant, pour quelques instans, une douleur qui céda à la sortie, par la plaie, d'un petit caillot, qui fut suivi de beaucoup d'urine. Le même phénomène se renouvela trois ou quatre fois le jour suivant. La dernière fois, il vint avec l'urine du sang fluide, dont une portion sortit par l'urètre. Le pouls étoit à peine fréquent, mais la douleur au sacrum tourmentoit le malade ; on prescrivit dix autres gouttes de laudanum ; l'urine passoit toujours par la plaie.

La nuit suivante, sommeil tranquille ; la matinée ensuite, nouvelle exaspération de douleur à l'os sacrum et à la plaie ; de plus, douleur à l'hypogastre. Des fomentations de mauve sur la partie douloureuse, les opiacés, de copieuses boissons et la diète produisirent un grand soulagement.

Le quatrième jour se passa de même.

Le cinquième jour, il fut nécessaire de purger doucement l'opéré, n'y ayant pas eu d'évacuations alvines.

Les sixième et septième jours, il n'y eut pas de changement à noter, les urines continuoient de passer en totalité par la plaie, en causant quelques douleurs au sacrum et à la plaie elle-même ; le pouls étoit à peine fébrile.

Le septième jour, on commença à cautériser la plaie avec la pierre infernale.

Du 7 au 20, tout alla de mieux en mieux, la fièvre ne revint plus, le pouls resta cependant fréquent comme avant l'opération, le malade se promenoit dans l'hôpital, la digestion se faisoit parfaitement bien, la cicatrice avançoit avec rapidité ; il étoit cependant pénible de voir toutes les urines passer par la plaie vingt jours après l'opération.

A cette époque, survinrent de nouveaux accidens ; il parut une douleur très-violente au gland, un mouvement de fièvre qui augmenta vers le soir, la région hypogastrique devint douloureuse, les urines furent rares, épaisses et colorées, la langue aride. Ces symptômes firent naître le soupçon raisonnable de quelque affection du col de la vessie, ou de ses

parois elles-mêmes, produite peut-être par l'inflammation ou par un amas de pus. La sonde,
employée pour l'exploration des voies urinaires, rencontra quelque difficulté en péné-
trant dans la vessie, et en même temps on
vit sortir quelques gouttes de pus de l'inté-
rieur de l'instrument, circonstance qui confirma dans l'idée d'une inflammation au col
de la vessie, qui auroit déjà passé à la suppuration.

La sortie de ce peu de pus procura un soulagement momentané qui s'évanouit bien vîte,
il fallut recourir aux bains généraux et locaux,
aux boissons abondantes, aux sangsues, dont
on n'obtint aucun avantage. L'évacuation des
urines étoit tous les jours plus difficile et plus
douloureuse, l'érection la plus violente avoit
lieu en rendant les urines par la plaie. D'autres
symptômes se joignirent à ceux-ci pour rendre
l'état du malade plus alarmant, les forces s'abat-
tirent considérablement, les yeux devinrent languissans, les pubiles dilatées, le pouls très-fré-
quent, la langue aride, le ventre tendu, douloureux ne supportoit point le tact. La plaie,
dont les bords étoient restés long-temps ver-
meils, étoit devenue pâle, chargée de sanie;

il y avoit des évacuations alvines, journalières et fluides.

Dans cet état, il rendit avec les excrémens un lombric ; on soupçonna que l'affection vermineuse étoit cause au moins d'une partie des accidens, et on tenta de les combattre par les anthelmintiques, on se servit de la mousse de corse, du calomel, des lavemens de lait, on opposa les bains et demi-bains à la tension et à la sensibilité du bas-ventre, quelques doses de jusquiame, les sangsues à la région hypogastrique.

De copieuses évacuations alvines, fétides, mais sans vers, suivirent ces remèdes ; il vint par l'urètre une humeur sanieuse, et tous les symptômes alarmans se dissipèrent. Quarante jours après l'opération, les urines couloient encore par la plaie ; le malade étoit très affoibli par la maladie qu'il avoit soufferte : cependant on ne crut pas devoir abandonner à la nature la cicatrisation de la plaie, on introduisit une sonde dans la vessie, et la plaie fut journellement cautérisée, au moyen de quoi elle fit de rapides progrès vers la cicatrisation, et, le 17 avril, elle étoit parfaitement guérie. Le 20 du même mois, l'opéré partit de l'hôpital contre le vœu du professeur,

parce que les forces n'étoient pas encore suffisamment rétablies pour entreprendre, sans
souffrir le long voyage qu'il devoit faire.

BUSCIONI.

HISTOIRE QUATRIÈME.

Charles Bianchi, du val de Cecina, âgé
de 12 ans, d'une constitution grasse, né de
parens sains, agriculteurs, éprouva pour la
première fois, dans l'hiver de 1820, de fréquens besoins d'uriner ; il souffrit ainsi pendant deux mois et demi. Après ce temps, ces
douleurs cessèrent, il put s'occuper de ses
travaux champêtres, et, pendant six mois consécutifs, il ne se plaignit d'aucune incommodité. Alors les fonctions des voies urinaires se
dérangèrent de nouveau, et parurent tous les
signes rationnels de la pierre.

En août 1821, Bianchi fut attaqué de la
fièvre, qui le tourmenta constamment pendant plus d'un mois. Cette fièvre cessa à la
fin sans aucun remède, pour reparoître ensuite, de temps en temps, irrégulièrement ;

elle étoit de nature intermittente , et le quina la faisoit quelquefois disparoître. Cette fièvre et les douleurs exténuèrent cet enfant , et le rendirent languissant.

Le 17 avril 1822 , après un voyage long et désastreux , il arriva à l'hôpital de Pise , il fut admis dans l'institut de clinique , et l'existence de la pierre dans la vessie fut confirmée par la sonde. Cela fait , le professeur chercha à déterminer si les circonstances dans lesquelles se trouvoit le malade seroient ou non favorables à l'opération.

Observant les urines , elles furent trouvées abondamment chargées de mucus , l'hypogastre très-sensible , le pouls irrégulier et intermittent , il y avoit de la fièvre , beaucoup de foiblesse , d'amaigrissement , de fréquens besoins d'uriner , de la douleur dans l'expulsion de ce fluide ; mais comme la plupart de ces maux pouvoient être exaspérés par le voyage , le professeur ne prononça point de jugement , et prescrivit en attendant un repos parfait, la diète exacte, les boissons délayantes , les bains tièdes d'eau douce et de petites doses d'opium.

Avec ces soins, les urines devinrent moins troubles, la fièvre , qui avoit le caractère in-

termittent, diminua de force, les besoins d'u-
riner devinrent moins fréquens et moins douloureux ; cependant le pouls se maintint irrégulier et intermittent.

Le 23, il se manifesta quelques signes de
vermination, et la fièvre fut plus forte ; on
prescrivit du calomel, et les bains furent suspendus.

Le 29, ces nouveaux accidens avoient dis-
parus, et l'opération fut arrêtée pour le 1.ᵉʳ mai,
le professeur pensant que la fièvre qui s'étoit
déjà calmée d'autres fois n'étoit pas une complication suffisante pour détourner de la faire.
Le jour qui la précéda, on administra un léger purgatif huileux et un lavement comme
à l'ordinaire.

L'opération fut très-prompte pour l'incision
comme pour l'extraction de la pierre, qui
étoit d'un volume médiocre et de nature friable, elle se rompit, et les petits fragmens qui
ne sortirent pas avec la pince furent chassés
de la vessie au moyen d'injections d'eau de
mauve.

Le malade, placé dans son lit, sans pansement, comme à l'ordinaire, prit vingt gouttes
de laudanum. Il passa la journée fort tranquillement ; au commencement de la nuit, il

survint une légère douleur à la région du pubis, qui disparut par l'application de six sangsues. Il se développa une fièvre discrète, qui
dura jusqu'au 4 mai, sans météorisme ni douleur au ventre. Les urines, pendant ce temps,
passoient, pour la plus grande partie, par la
blessure; celle qui venoit par l'urètre étoit
toujours très-claire. Il y eut le quatrième jour
une selle de matières moulées.

Jusqu'au sixième, il n'y eut rien de nouveau; ce jour-là, on toucha légèrement la
plaie avec la pierre infernale. Le septième,
il survint un peu de diarrhée, qui céda promptement à l'usage de l'opium. Le dixième, les
fonctions du ventre se faisoient parfaitement.
Le douzième, les urines passoient presque
toutes par l'urètre.

Le 13, il parut inopinément des symptômes
de vermination, la fièvre revint, les urines
cessèrent de passer par l'urètre, la plaie avoit
un aspect blafard. On eut recours au calomel,
il amena quelques selles, mais les accidens ne
cessèrent point.

Le 14, le calomel fut répété, il ne produisit qu'un calme passager.

Les 15 et 16, le malade étant toujours dans
le même état, on insista sur l'usage du calo-

mel, on obtint de nouvelles et abondantes évacuations, et le 17, la fièvre ne reparut pas, la constriction de la gorge cessa, les pupiles se contractèrent, la démangeaison du nez s'évanouit; mais la diète sévère, les purgations répétées, la fièvre, avoient rendu l'enfant foible et maigre. On recommençat les cautérisations qui avoient été suspendues pendant la fièvre, les urines reprirent, en grande quantité, leur cours naturel.

Du 18 au 24, l'état de notre enfant s'améliora continuellement sous le rapport des forces et du passage des urines par l'urètre.

Le 25, reparurent la fièvre et les signes ordinaires de vermination.

Le 26, on administra le calomel, qui produisit quelques selles et la cessation de ces symptômes, mais non de la fièvre.

Les 27, 28 et 29, elle reparut toujours à la même heure, et notre professeur crut devoir la regarder comme une intermittente quotidienne. Dans cette supposition, il prescrivit dix grains de sulfate de quinine, mais sans avantage ; cependant la cicatrice avançoit à grands pas, et fut parfaite le 2 juin, époque à laquelle l'urine cessa entièrement de passer par l'anus.

Pour s'assurer encore mieux de la guérison de cet enfant, on le fit rester à l'hôpital
jusqu'au 16 du mois ; pendant ce temps, la
fièvre elle-même cessa, et il partit parfaitement guéri.

BIGI.

HISTOIRE CINQUIÈME.

Pierre Biagi, de Castel-Franco, âgé de
15 ans, de mauvaise constitution, foible,
ayant la peau pâle et comme infiltrée, né cependant de parens sains, campagnard, fut af-
fligé d'énurésie jusqu'à l'âge de trois ans. Dans
le cours de sa huitième année, il fut souvent incommodé de douleurs à la région du
pubis, de fatigantes cuissons au gland qui se
dissipoient par l'usage de fomentations émollientes.

En décembre 1821, tous les symptômes
rationnels de la pierre se manifestèrent.

Le 11 avril 1822, après quelques douleurs,
il passa un calcul gros comme un pois par
l'urètre.

Le 7 mai, le malade fut admis à la clinique de notre hôpital, et la sonde rencontra

la pierre. Malgré cela , on ne décida pas tout de suite de le soumettre à l'opération , parce que les urines qu'il rendoit présentoient un sédiment mucoso-purulent , qu'il avoit des douleurs à la région pubienne , aux reins , et de la fièvre. On prescrivit la diète , le repos , les boissons aqueuses délayantes , les bains tièdes d'eau douce et quelques doses d'opium. Sous ce régime , les douleurs diminuèrent un peu , et le 11, il passa par l'urètre, non sans douleur, un petit calcul gros comme une vesce.

Le 12, la fièvre avoit cessé , la douleur avoit diminué , mais elle n'avoit pas complètement cessé au rein droit.

Les 13 et 14, le malade nous assura ne plus sentir de douleur au rein , les urines conservoient leur sédiment mucoso-purulent.

Le 15 étant comme la veille , il fut décidé d'opérer le lendemain.

Préalablement , il prit le purgatif , le lavement , et l'opération fut faite , comme à l'ordinaire , par la méthode recto-vésicale le 16. Elle offrit quelque difficulté à l'opérateur , à cause de l'extrême indocilité du malade , à qui la peur avoit fait renoncer à l'idée de se laisser opérer lorsqu'il fut attaché. On sortit deux pierres de médiocre grosseur, l'une d'elles étoit placée dans le col de la vessie, l'autre dans sa cavité même. La première, friable, vint en morceaux, l'autre fut chargée et extraite avec la plus grande facilité. Après avoir fait des injections dans l'idée de laver la vessie, le malade fut mis au lit. Il passa une journée très-tranquille.

Le 17, il ne pouvoit pas être mieux, la fièvre n'avoit point paru, les urines passoient toutes, comme à l'ordinaire, par la verge, sans mélange d'excrémens, mais sédimenteuses comme avant l'opération. A la fin de la journée, il se réveilla une légère douleur au bas-ventre, qui céda promptement à de simples fomentations tièdes.

Les 18, 19, 20, 21 et 22, il continua d'être sans fièvre, les urines passèrent toujours toutes par l'urètre, ce qui faisoit espérer que les plaies du col et de l'urètre s'étoient réunies par première intention, et que le malade seroit guéri sans fièvre.

Mais cette illusion cessa le 23, le malade se plaignit de douleurs de tête et d'estomac, la langue étoit chargée et amère, la fièvre survint, les urines se présentèrent en petite quantité par le rectum. Le malade fut purgé, il eut une copieuse selle , après laquelle la fièvre diminua ainsi que les autres accidens ; cependant les urines venoient en plus grande quantité par l'anus que le jour précédent.

Les 25, 26, 27 et 28, la fièvre ne parut point, les urines reprirent, pour la plus grande partie , la voie de l'urètre.

Le 29 au soir, sans cause apparente, la fièvre revint.

Le 30 , les signes du 23 reparurent , on prescrivit une once de crême de tartre , la fièvre fut moins forte.

Le 1.er juillet, il se présenta quelques symptômes de vers ; à la crême de tartre , on substitua le calomel ; une copieuse évacuation de matières fluides et fétides en fut la conséquence , la fièvre cessa ainsi que les autres annonces de vers.

Tous ces symptômes reparurent le 4, le calomel fut administré avec le même résultat ; à cette époque , malgré l'état du malade , les urines qui passoient par la plaie se réduisoient à quelques gouttes dans le jour ; on suivoit les cautérisations.

Les 5 et 6, il n'y eut rien de remarquable.

Le 7 , reparurent les douleurs aux reins ;

les urines devinrent plus sédimenteuses et le sédiment plus épais.

Jusqu'au 12, même état ; ce jour-là , les douleurs devinrent moins fortes , et se firent seulement sentir à la région renale gauche ; on arriva ainsi au 14. Les urines passoient alors toutes par l'urètre, et l'on crut le malade entièrement guéri , comme il l'étoit de fait, quand il survint de nouvelles douleurs de reins , après lesquelles il se présenta quelques calculs à l'urètre , qui s'arrêtèrent à l'extrémité externe du canal , et offrirent une très-grande résistance à la sortie de l'urine, il fallut extraire le plus gros avec des pinces.

Le passage du plus gros calcul à travers les parties nouvellement cicatrisées , la difficulté que l'urine éprouvoit pour franchir le canal, produisirent une déchirure de la cicatrice , qui se referma de nouveau aussitôt après son extraction. Les urines de ce jeune homme se maintiennent (nous sommes au 10 juillet) chargées du même sédiment suspect ; son aspect est encore cachectique. Ses reins sont toujours de temps en temps douloureux ; mais quel que soit le destin qui attend cet infortuné, il est certain que son histoire prouve, ou l'incertitude des signes des affections des reins, ou la possibilité, sinon de guérir les calculeux

malgré cette complication , au moins de prolonger leur existence en la rendant moins
pénible.

BIGI.

HISTOIRES

*De Lithotomies par la voie de l'intestin rectum
communiquées au professeur Vaccà.*

M. le professeur Giorgi, chirurgien en chef
de l'hôpital d'Imola, a fait deux fois l'opération
de la pierre par la voie de l'intestin rectum.

La première fois sur un sujet de 28 ans, de
bonne constitution, tourmenté depuis six ans
par un calcul. Dans ce premier cas, M. Giorgi
ne connoissoit pas encore mon premier mémoire sur la taille recto-vésicale, il préféra
l'incision du bas-fond de la vessie ; mais
n'ayant pas vu le mémoire de M. Sanson, il
suivit les traces du professeur Barbantini, et
comme lui se servit du gorgeret pour mettre
la paroi postérieure de l'intestin à l'abri du
couteau ; l'opération fut très-difficile dans l'incision et dans l'extraction de la pierre qui se
rompit.

Une opération aussi laborieuse ne produisit
pas tout de suite, mais peu après, des accidens graves, comme une fièvre ardente, la

langue sèche, un météorisme douloureux du
ventre, la tension de l'hypogastre, la difficulté de respirer, la disposition au vomissement ; on employa les saignées et d'autres remèdes très-bien adaptés. Il n'y eut pas d'évacuations ventrales jusqu'au troisième jour depuis l'opération, elles vinrent alors provo-
quées par un léger purgatif huileux. Après
ces évacuations, les douleurs à l'hypogastre
s'exaspérèrent ; M. Giorgi s'assura, par l'exploration de la vessie, qu'elle s'étoit remplie
d'excrémens liquides. Une sonde élastique,
introduite par la plaie, servit à y pousser
des injections d'eau tiède qui la débarrassèrent
des matières qu'elle contenoit.

Ce secours ne changea pas sensiblement
l'état du malade, qui resta alarmant jusqu'au
onzième jour ; ce jour-là, il parut quelques
gouttes d'urine, mêlées d'excrémens, par
l'urètre. Enfin, jusqu'au 18, les urines coulèrent graduellement en plus grande quantité
par le canal, cependant toujours mêlées de
matières fécales ; dès-lors elles furent toujours
claires.

Pour faciliter la complète cicatrisation de
la plaie, on introduisit, le 24, une sonde élastique, et l'on fit de fréquentes cautérisations

avec la pierre infernale. Le 27, le malade
se promenoit hors de l'hôpital.

Malgré les précautions indiquées et le rétablissement des forces , il restoit une petite fistule le septante-quatrième jour après l'opération ; le malade sortit alors de l'hôpital
pour reprendre ses occupations , avec une petite ouverture fistuleuse , par laquelle il sortoit quelques gouttes d'urine quand il faisoit
des efforts pour aller à la selle.

Dans la seconde opération que fit M. Giorgi
sur un enfant, il eut la complaisance de suivre mes conseils , il pénétra , en conséquence ,
dans la vessie par son col , et respecta le bas-
fond ; l'opération fut très-facile ; il ne survint
aucun symptôme grave, les excrémens ne passèrent jamais par l'urètre, et l'enfant partit parfaitement guéri vingt jours après l'opération ,
urinant entièrement par l'urètre.

La brièveté de cet écrit ne me permet pas
de rapporter au long les importantes observations de M. Giorgi , il les a lui-même rendues publiques , avec la lettre qu'il a eu la
bonté de m'adresser (1).

----

(1) *Voy.* la lettre du professeur Giorgi au docteur
Vaccà , sur deux opérations de pierre. *Imola* 1822.

Milan, le 3o mars 1822.

« Cher ami,

« N'ayant pas eu le temps de faire une histoire détaillée de mon opéré, à cause des occupations extraordinaires et étrangères à mon
état, qui me sont survenues, vous vous con-
tenterez du peu d'idées que je vous transmets,
et dont vous pourrez faire librement l'usage
qu'il vous plaira dans votre nouvel opuscule.

« M. Christophe Cordes, âgé de 70 ans environ, malgré de longues maladies des voies
urinaires, jouissoit d'un tempérament robuste ; lorsque je le visitois en janvier passé,
il portoit une sonde de gomme élastique,
dont il usoit depuis plus de trois ans, pour
empêcher les infiltrations urineuses qui se faisoient facilement par une fistule, qui commu-
niquoient avec le scrotum, lequel avoit été dé-
truit une fois par la gangrène ; et pour faire
sortir avec facilité le mucus puant et sangui-
nolent qui depuis ce temps étoit tous les jours
plus ou moins abondant.

« Je pris la même sonde, et, faisant divers
mouvemens, je sentis qu'il existoit un corps

étranger dur et inégal , dont j'avois soupçonné
la présence , d'après les symptômes indiqués
par le malade dans une longue et douloureuse
histoire de quatre années d'infirmités, et presque de séjour au lit. Je témoignai le désir de
parler avec son chirurgien, et je l'obtins pour
le lendemain ; il me dit qu'il y avoit déjà du
temps qu'il sentoit un frottement irrégulier à
la sonde, lorsqu'il la bougeoit pour la changer. Je proposai de laver la vessie avec une
solution de carbonate saturé de potasse , qui
dissolvît promptement le mucus amassé, et mît,
pour ainsi dire à nu, le corps étranger qui irri-
toit puissamment la vessie ulcérée. Les spasmes augmentèrent, et le malade se détermina ;
devint même impatient d'être opéré. Le cas
étoit douteux ; je voulus avoir l'opinion du
professeur Palletta ; il confirma la mienne,
comme il a toujours fait.

« Le 21 février fut fixé pour l'opération. A dix
heures du matin, le malade fut placé sur la
table préparée exprès , et j'exécutai la taille
recto-vésicale à la manière ordinaire, en présence de Palletta , du professeur Billi, et d'autres chirurgiens. Au lieu du bistouri étroit boutonné pour l'incision du sphincer et des tégumens, et du droit en lance légèrement con-

vexe pour celle de l'urètre, du col et de la prostate, comme j'avois fait dans l'autre cas, je me servis de ce dernier instrument, pour faire les deux incisions, comme vous l'exécutez.

« Je sentis la pierre avec le doigt indicateur de la main gauche porté dans la vessie, j'introduisis la tenette en la guidant sur le doigt lui-même. Je saisis la pierre avec la plus grande facilité ; mais alors l'instrument fixé, je ne pus le tirer, le pousser, ni le mouvoir en aucun sens, sans causer de violens spasmes au malade.

« J'introduisis le doigt de nouveau, et j'aperçus une substance contre nature, qui étoit pincée dans le point d'union des deux branches de la tenaille, que j'ouvris et ramenai en laissant la pierre. Je sentis ensuite avec le doigt un corps formé de vaisseaux et de concrétions mêlées dans sa substance, et formant une tumeur plus grosse qu'un œuf de pigeon, née du bas-fond de la vessie, placée deux travers de doigts en arrière du col, à la droite du malade. Dans ce point, commençoit une concrétion circulaire, que je détachai, ainsi que la tumeur, avec le doigt et la pince fermée.

« Je ne sentis pas d'autre corps, et, après avoir fait dans la vessie, au moyen d'une grosse canule, deux injections d'eau d'orge et de mauve, qui entraînèrent plusieurs fragmens, et même de gros morceaux de concrétion, je crus l'opération finie, et la pierre détruite par les mouvemens de la pince fermée et à demi-fermée ; je la croyois d'autant mieux brisée, que la première tenette avec laquelle elle avoit été saisie portoit des portions très-friables, attachées dans les dents de la face interne des cuillers ; mais de nouvelles recherches me montrèrent qu'il en existoit encore une, grosse comme un marron, que je retirai.

« Le malade porté dans le lit resta sans fièvre, sans aucun symptôme grave, sinon que le troisième jour, en allant à la garde-robe, avec de fréquens spasmes, il rendoit à chaque effort du sang, hémorragie causée par le passage de matières fécales globuleuses, dures, grosses comme la tête d'un enfant de cinq à six mois. Il alla ensuite toujours de mieux en mieux, et à présent il ne reste plus à combattre que l'ancienne fistule, qui sera j'espère bientôt guérie. Je le désire, pour publier ensuite le cas avec mes observations.

« Je suis, etc. »   Doct. FARNESI.

M. Louis Cittadini , chirurgien distingué d'Arezzo , a eu la complaisance de me communiquer l'histoire de trois lithotomies , qu'il a exécutées depuis la publication de mon premier mémoire , en suivant le procédé opératoire que j'ai décrit.

Dans le premier cas il est question d'un jeune homme d'environ douze ans, de bonne constitution ; l'opération fut facile , la pierre étoit d'un volume médiocre ; vingt jours suffirent pour la cicatrisation complète de la plaie , mais les excrémens passèrent par l'urètre ; il ne reste pas la moindre fistule.

La seconde opération, M. Cittadini la fit sur M. Rossi, propriétaire distingué d'Arezzo, déjà arrivé à l'âge de 60 ans, sujet à des accès d'épilepsie. Malgré cette complication , son existence étoit si pénible qu'il se décida pour l'opération. La pierre étoit d'un énorme volume, et adhérente à un point des parois de la vessie. L'opération , ou pour mieux dire l'extraction de la pierre , fut longue et pénible. Le malade remis dans son lit fut attaqué d'un effrayant accès d'épilepsie , il dura peu , et un calme parfait de douze heures lui succéda. Dans cet intervalle , il n'arriva aucun accident qui pût être attribué à l'état de la vessie.

Les secousses épileptiques revinrent ensuite très-fréquemment, le malade tomba dans une profonde léthargie, et mourut quarante heures après l'opération. L'ouverture du cadavre montra un épanchement de sang dans le crâne, la vessie dans un état satisfaisant.

Le sujet de la troisième opération de M. Cittadini est un enfant de sept ans, qui portoit une petite pierre ; les conditions dans lesquelles étoit le patient se trouvoient favorables, l'opération fut facile, il ne survint pas de grands troubles après elle, et malgré cela, malgré l'ustion avec la pierre infernale, malgré la sonde de gomme élastique, placée à demeure pour quelque temps dans la vessie, il resta une petite fistule urinaire, par laquelle il passe, encore aujourd'hui, quatre mois après l'opération, quelques gouttes d'urine, non pas continuellement il est vrai, mais dans de certains instans et dans de certaines circonstances.

M. le docteur Vincent de Giuseppe, qu'il m'est agréable de compter au nombre de mes élèves, actuellement chirurgien à Alger, dans sa dernière lettre du 6 juin, en date de cette ville, m'écrit ce qui suit :

» Siddi Mahomet, à l'âge de 75 ans, me consulta pour être guéri de maux très-pénibles,

qui dépendoient d'une pierre dans la vessie ;
des douleurs aux reins , à l'hypogastre , la
fièvre lente , l'émaciation , des urines chargées de mucus purulent , m'auroient certainement détourné de l'idée d'opérer, si le malheureux Mahomet n'avoit pas été continuellement
martyrisé par les douleurs, et si j'avois pu oublier ce que je vous avois vu faire dans la clinique de Pise , lorsque je suivois vos leçons.

» Ces exemples et l'idée d'être utile me firent
mettre de côté toute considération , et aidé de
M. Leone, des frères Abraham et Joseph San-
guinetti , de M. David Bensanon et de mon
interprète, j'exécutai l'opération le 16 mars,
après les précautions d'usage. Je suivis la méthode que vous avez décrite , et que je vous
ai vu si souvent pratiquer ; la pierre étoit de
la forme et du volume d'un œuf de poule, mais
très-inégale , je ne pus pas la saisir tout de
suite convenablement , et cette circonstance
rendit l'opération un peu plus longue.

» Je remis le malade dans son lit , et pris
toutes les précautions possibles pour m'opposer à l'inflammation ; il eut très-peu de fièvre
jusqu'au quatrième jour , le ventre se maintint souple , les urines passèrent, en grande
partie, par l'urètre, toujours exemptes de ma-

tières fécales. Le quatrième jour, la fièvre s'exaspéra, la région hypogastrique devint dou-loureuse, le ventre se météorisa. La saignée, les fomentations, la jusquinance, apaisèrent les accidens, qui cessèrent tout-à-fait le hui-tième jour. Le cinquième le malade eut une selle de matières très-dures; les urines cessèrent de passer par l'urètre, et prirent la route de l'intestin. Le huitième jour, les urines recom-mencèrent à passer par la voie naturelle, tou-jours privées d'excrémens, et moins chargées du mucus purulent qui existoit avant l'opé-ration. Mahomet arriva au trentième jour par-faitement guéri, urinant entièrement par l'u-rètre, tout-à-fait débarrassé de la fièvre lente, un peu engraissé et plus fort, rendant des urines peu muqueuses, et ne sentant plus de douleur aux reins ni à l'hypogastre. Dans le cours de la guérison, il fallut le purger plu-sieurs fois, parce qu'il fut très-constipé. »

M. Mori, chirurgien principal à Massa-de-Carrare, mon ancien écolier et ami, publiera, avec tous les détails nécessaires, l'observation suivante, dont il me permet de me servir à présent.

M. Auguste Brignadelli, âgé de 5o ans, avoit depuis 3o ans des symptômes de la pierre dans la vessie. Ce corps étranger avoit acquis un volume assez considérable pour peser fortement sur le bas-fond, et indirectement sur l'intestin rectum, de manière à rendre très-difficile le passage des matières stercoracées, qui ne sortoient plus de l'anus que sous la forme de rubans, les urines étoient purulentes et sanguinolentes, la douleur permanente à l'hypogastre, et l'existence insupportable : tels étoient les maux de M. Brignadelli. M. Mori l'opéra par l'intestin, mais comme il étoit question d'une pierre très-grosse, il fut obligé de couper, non-seulement la portion membraneuse de l'urètre, la prostate et le col de la vessie, mais une portion de la vessie elle-même. L'incision fut faite avec une très-grande facilité ; l'extraction fut plus difficile, parce qu'il trouva deux calculs volumineux, pesant neuf onces, l'un adhérent, l'autre libre ; le premier se rompit.

Après une opération aussi laborieuse, il ne survint pas de symptômes bien graves d'inflammation, et il fallut très-vîte adopter des moyens propres à faire naître un peu d'irritation dans une plaie qui parut très-languissante dès le principe. Le malade, par l'usage d'un bon régime, acquit bientôt assez de forces pour pouvoir se promener, le sommeil devint tranquille ; les urines cependant passoient, en grande partie, par l'intestin, et toutes les fois qu'il en sortoit une petite portion par l'urètre, elle étoit mêlée de matières fécales. La pierre infernale souvent appliquée sur la plaie, la sonde mise à demeure dans l'urètre, ont produit de bons effets, une plus grande quantité d'urine passe à présent par l'urètre, mais il y a trois mois que l'opération a été faite, et il sera peut-être impossible d'éviter une fistule. Lors même qu'il en seroit ainsi, M. Brignadelli devra la vie à l'opération, et ce qui est mieux encore, il lui devra la cessation de ses cruelles douleurs, au prix d'une fistule qui est seulement incommode.

Le jeune docteur Camici, de Pistoye, médico-chirurgien fort instruit, m'a communiqué par lettre qu'il a exécuté l'opération de la pierre, par la voie de l'intestin rectum, sur un jeune sujet de bonne constitution, avec le plus grand succès. Il a pénétré dans la vessie par l'urètre, a incisé seulement la portion membraneuse de ce canal, la prostate et le col de la vessie. Les excrémens n'ont point passé par l'urètre, la santé de l'opéré a été à peine altérée, il est levé, il se promène, et le vingtième jour la plaie est presque cicatrisée.

M. le docteur Camoin(1), chirurgien en chef de l'hôpital d'Odessa, en suivant la méthode de M. Sanson a exécuté avec une grande facilité l'incision du bas-fond de la vessie, et a extrait une pierre de médiocre volume sur un jeune homme de 20 ans, de bonne constitution, dans lequel la pierre paroissoit compliquée de catarre de vessie ; son malade n'a pas eu de graves accidens, malgré le passage des matières stercoracées dans la vessie, et a guéri sans fistule deux mois après l'opération.

APPENDICE à l'histoire de *Gasperini*.

Gasperini, dont il est parlé à la page 152, vint de nouveau à l'hôpital, avec une tumeur considérable à la région hypogastrique, sensible, surtout au tact, accompagnée de fièvre. Il di-

(1) Journal complémentaire du Dictionnaire des Sciences médicales. Tom. XII, p. 19.

soit avoir beaucoup souffert dans le voyage
en retournant de Pise dans sa patrie, avoir
senti dans cette occasion des douleurs dans les
reins et à l'hypogastre, où il vit peu après survenir de l'enflure.

A l'apparition de la tumeur, les urines re-
commencèrent à couler, en petite quantité, par
l'intestin; elles conservoient le caractère qu'elles
avoient toujours eu. La position et la forme du
gonflement auroient pu faire naître le soupçon
qu'il étoit formé par un amas d'urine dans la
vessie, si elles n'eussent pas coulé à volonté
et librement par l'urètre, si la tumeur n'eût
pas présenté de la dureté et des inégalités.
On supposa qu'il étoit question d'un engorgement inflammatoire du tissu cellulaire compris entre la partie antérieure de la vessie, le
pubis et les parois du bas-ventre, on prescrivit
des remèdes adaptés à la circonstance, mais
sans profit, jusqu'au douzième jour. Alors la
douleur diminua, la tumeur s'affaissa, et les
urines parurent plus purulentes; elles passoient
par l'urètre et le rectum.

La fièvre ne céda point, la suppuration fut
plus abondante, et le vingt-sixième jour le malade périt.

Résultat de l'ouverture du cadavre.

L'épiploon sain adhéroit à la tumeur, qui paroissoit encore dans l'hypogastre. Les intestins étoient dans l'état ordinaire, excepté l'ileon, qui présentoit çà et là des points rétrécis, mais sains, dans lesquels se trouvoient des lombrics. Le rein droit, siége de la principale douleur, très-volumineux, plein de petits tubercules, gros comme de petits pois, contenoit une humeur dense, d'un blanc jaunâtre ; il y avoit un amincissement considérable de la substance corticale du rein, dilatation des entonnoirs, du bassinet et de l'uretère ; qui avoit une capacité quadruple de l'ordinaire. On observoit un gonflement considérable, et l'inflammation chronique de la membrane interne qui revêt ces parties, leur cavité pleine de cette humeur puriforme qu'on avoit continuellement vue dans l'urine. Le rein gauche étoit semblable à l'autre pour les altérations organiques ; cependant on n'y observoit point la dilatation du bassinet et de l'uretère.

La tumeur de l'hypogastre, formée d'un tissu cellulaire, serré, dur, s'appuyoit antérieurement sur le pubis, derrière l'extrémité inférieure des muscles droits, postérieurement sur la paroi antérieure de la vessie ; elle contenoit de la suppuration , qui avoit passé en partie dans la vessie , à travers sa face antérieure. La cavité de cet organe étoit très-petite, et ses parois profondément altérées , tout-à-fait semblables à une substance fongueuse et compacte. La prostate plutôt diminuée de volume étoit un peu plus consistante qu'à l'ordinaire. L'intestin rectum sain dans sa partie supérieure , mais un peu rétréci dans la partie inférieure , jusqu'à quatre travers de doigts de l'anus, qu'il étoit dans son état naturel. Dans sa paroi antérieure, à la distance d'un pouce du sphincter, on voyoit un petit trou , r'ouvert depuis que le malade avoit quitté l'hôpital ; l'urètre communiquoit avec l'intestin par ce canal, qui alloit directement de l'un à l'autre , et livroit passage à l'urine et aux humeurs qui pénétroient dans le rectum.

L'histoire de la maladie de Gasperini et de l'ouverture du cadavre présente le plus grand intérêt pour les personnes de l'art ; elle prouve premièrement qu'on a soumis à l'opération un malheureux , qui avoit outre la pierre , des maladies supérieures aux ressources de l'art et aux forces de la nature ; elle montre que les signes qu'on donne comme annonçant les affections des reins et des parois de la vessie ne sont pas toujours trompeurs; que les urines muqueuses puriformes, les douleurs aux reins, à la région hypogastrique, la fièvre irrégulière, l'émaciation, indiquoient, dans ce cas, l'état de désorganisation de ces parties. Mais cette observation prouve également que même dans les plus graves complications, l'opération peut être hasardée, sans être sûr de tuer le malade, et avec la possibilité de diminuer ses souffrances, de le guérir des accidens que cause la pierre, et de prolonger son existence.

Les choses étant dans cet état, qui est le chirurgien qui, dans l'impossibilité de juger avec sûreté de ces complications, pourra sans frayeur refuser d'entreprendre une opération, qui peut être inutile quand elles existent, et qui seule peut sauver la vie au malade quand elles ne sont qu'apparentes ou symptômatiques ?

RÉFLEXIONS.

Des onze individus que j'ai opéré par la taille recto-vésicale, sans inciser le bas-fond de la vessie, un seul homme de 75 ans est mort après avoir souffert une opération, devenue par des circonstances particulières très-laborieuse. Un tel résultat ne peut être attribué à ma partialité pour cette méthode, parce que j'y ai soumis indistinctément tous les pierreux qui se sont présentés à moi; plusieurs d'entr'eux étoient, par un hasard malheureux, dans des conditions très-défavorables, ce qui résulte des observations, d'observations faites dans une école publique de clinique, en présence de nombreux élèves, et souvent de professeurs étrangers. En effet, j'ai opéré deux vieillards entre 70 et 80 ans, un au-dessus de 60, deux entre 40 et 50, deux de 38, et cinq entre 2 et 18 ans, plusieurs d'entr'eux étoient dans cet état, qui est regardé par beaucoup de chirurgiens comme contre indiquant l'opération.

De tels résultats sont certainement favorables à la nouvelle méthode, puisque l'on relève

13

des registres des hôpitaux français (1), qu'il y périt un individu sur cinq opérés, et de ceux de quelques hôpitaux anglais (2), qu'un peu moins d'un sixième des opérés de la pierre est victime de l'opération. Les avantages d'un pareil résultat seront encore plus évidens pour ceux qui voudront considérer qu'ils ont été obtenus sur des individus déjà arrivés à cet âge, où, suivant les calculs de Marcet, on perd quatre opérés sur dix-neuf, et par un chirurgien dont les maximes ne sont pas faites pour accréditer la méthode dans l'esprit de ceux qui jugent seulement sur les succès obtenus, puisqu'il est hors de doute que dans les cas défavorables, dans lesquels je crois que l'on doit opérer, on opère toujours avec moins de probabilité de succès.

Si ensuite on joint à mes observations celles de MM. Farnèse, Giorgi, de Giuseppe, Mori, Cittadini, Camici, Camoin, et celles de M. le professeur Geri, on aura seize autres opérations, dont plusieurs faites sur des vieillards

---

(1) *Voy.* le Dictionnaire des Scienc. médic. Tom. 28, p. 422.

(2) *Voy.* Marcet. Essai sur l'histoire chimique, etc.

qui avoient de grosses pierres, accompagnées de complications, avec la seule perte de deux individus, l'un desquels fut évidemment tué par l'épilepsie, et l'autre (celui de M. Geri) probablement par la blessure du péritoine, qui ne peut être attribuée à la méthode.

Je ne prétends cependant pas soutenir que le calcul que je rapporte, et qui paroît en faveur de la taille recto-vésicale, soit décisif. Personne ne sent mieux que moi qu'il faut des centaines d'observations, parce que des anomalies qui ne se calculent pas peuvent accréditer, pour un certain temps, une méthode, et en discréditer une autre; il faut des observations faites dans des circonstances semblables pour la salubrité des hôpitaux, pour l'habileté des opérateurs, pour les soins qui suivent l'opération; ce n'est pas non plus après un compte semblable que je proposerois de changer de méthode, si la meilleure, parmi celles que nous connoissons, approchoit beaucoup de la perfection. Mais peut-elle être regardée comme une méthode parfaite, celle par laquelle on va à la vessie par une route longue, lorsqu'il en existe une courte; par une route pleine de dangereux écueils, quand il y en a une qui n'en présente aucun; par une route

étroite , par laquelle il n'y a que les pierres
d'un médiocre volume qui puissent passer ,
tandis qu'il en existe une qui fournit une sortie
à de beaucoup plus gros calculs ; une méthode
qui fait perdre la vie à vingt individus sur cent
qui s'y soumettent ?

Les observations des praticiens distingués
que j'ai rapportées plus haut et les miennes,
ne prouvent pas seulement les avantages de la
taille recto-vésicale sur les autres méthodes en
usage, mais confirment encore mes premières
idées, qu'il est d'une grande importance de
pénétrer dans la vessie par la voie de l'urètre,
de faire une petite incision au col et à la prostate, et enfin de respecter le bas-fond de la
vessie. En effet, le professeur Giorgi, qui a
essayé les deux méthodes, a rencontré de
grandes difficultés dans l'exécution de la première (c'est-à-dire la taille du bas-fond de la
vessie, peut-être parce qu'il n'a pas simplement suivi la méthode de M. Sanson), et une
grande facilité dans la seconde ; de graves accidens survinrent dans le premier cas, il n'y en
eut aucun dans le second ; le vingtième jour,
le second opéré étoit guéri, le premier avoit
encore une très-petite fistule le septante-
quatrième.

Après avoir taillé le bas-fond, le professeur Barbantini n'a pu éviter une fistule. M. Mori, contraint, comme je l'ai dit, par d'impérieuses circonstances, d'étendre son incision au-delà du col, doit craindre le même résultat. Le professeur Géri, sur quatre opérés, l'a vue chez trois. Ainsi de sept malades guéris à ma connoissance par la taille du bas-fond, quatre sont restés fistuleux, et un cinquième court le même risque ; tous ces opérateurs ont vu chez leurs malades les excrémens passer dans la vessie : tandis que des dix-neuf opérés par la voie de l'urètre, deux seuls ont conservé une petite fistule, par laquelle il s'échappe quelques gouttes d'urine pendant que ce fluide coule par la verge; encore chez le malade de M. Cittadini, ce n'est point tous les jours ni toutes les fois que le malade pisse, mais seulement de temps en temps; tandis que dans aucun de ces dix-neuf cas, les excrémens ne pénétrèrent dans la vessie.

Il paroît donc prouvé par l'observation et par le raisonnement, qu'en suivant le procédé opératoire que j'ai décrit, on évite avec certitude le passage des excrémens dans la vessie, et qu'on rend plus rares les cas de fistule.

Quant au temps que demande la guérison

de la plaie qui reste après l'opération, il résulte de mes premières observations, qu'il n'est pas plus long que dans la taille latéralisée ; des secondes, il paroîtroit résulter le contraire ; mais quiconque voudra faire attention aux circonstances des maladies qui forment le sujet des dernières histoires, restera surpris que les malades se soient guéris, et non pas qu'ils se soient guéris plus lentement qu'à l'ordinaire : les observations de MM. Giorgi, Cittadini et de Giuseppe confirment mes premières observations ; d'où je conclus de nouveau, que les faits n'ont pas encore décidé si vraiment la complète guérison est plus lente ou plus prompte avec la nouvelle qu'avec l'ancienne méthode ; mais que comme que la question se décide, la méthode qui sauve la vie à un plus grand nombre de malades sera préférable, lors même qu'ils se guériroient un peu plus lentement.

L'observation et le raisonnement semblent avoir prouvé que les fistules urinaires sont beaucoup plus fréqnentes après la taille du bas-fond qu'après l'incision du col de la vessie. Les faits ne sont pas encore assez nombreux pour déterminer avec sûreté si elles sont plus fréquentes dans le grand appareil latéralisé ou dans la taille recto-vésicale. En attendant que l'expérience décide la question , je crois pouvoir soutenir que lorsqu'il arriveroit que la fistule seroit un peu plus commune après la dernière opération qu'après la première , la taille recto-vésicale seroit toujours préférable , parce que les fistules d'où il s'échappe quelques gouttes d'urine quand ce fluide est chassé de la vessie, non pas toutes les fois, mais dans quelques circonstances particulières , causent une incommodité très-légère, et de peu d'importance , et parce qu'il est toujours vrai (ce qui semble prouvé par la raison et les faits) que la taille recto-vésicale expose la vie des malades moins que les autres méthodes (1).

____

(1) Au commencement de janvi er de cetteannée(1823) le Prof.Vaccà avoit une masse de dix-neuf faits nouveaux qui lui étoient propres ou lui avoient été communiqués. Dans ce nombre , deux malades avoient péri, l'un d'eux portoit une petite pierre , étoit sain , l'opération avoit été facile , et fut tué par une inflammation violente de la vessie ; le second, avancé en âge, portoit une grosse pierre adhérente.Parmi les dix-sept opérés qui ont guéri, trois ont eu le bas-fond de la vessie incisé, l'un d'eux conserve une fistule, on la craint dans le second, et la plaie du troisième s'est fermée lentement, mais elle s'est fermée complètement. L'auteur nous fait espérer qu'il publiera ces faits avec tous les détails et les soins que mérite un pareil sujet.

F I N.

www.ingramcontent.com/pod-product-compliance
Ingram Content Group UK Ltd.
Pitfield, Milton Keynes, MK11 3LW, UK
UKHW020826120726
13693UKWH00002B/485